高等院校"十三五"规划/创新实验教材系列：医药类

药代动力学实验教程

钟国平　黄民　主编

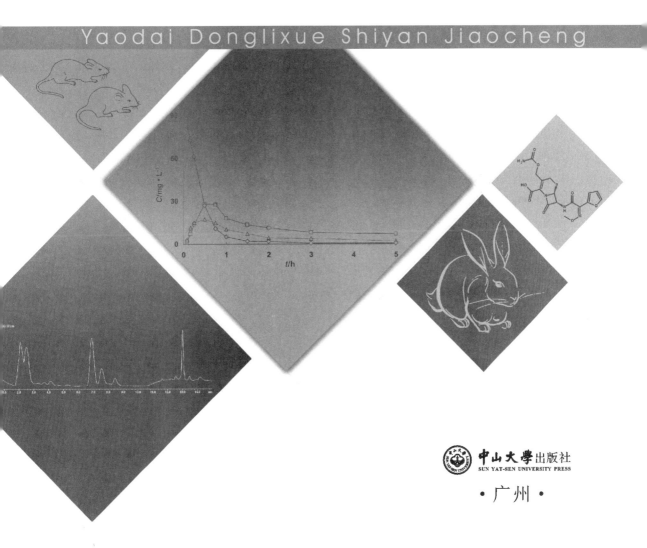

中山大学出版社
SUN YAT-SEN UNIVERSITY PRESS

·广州·

图书在版编目（CIP）数据

药代动力学实验教程/钟国平，黄民主编. —广州：中山大学出版社，2017.4

ISBN 978 - 7 - 306 - 05982 - 6

Ⅰ. ①药…　Ⅱ. ①钟… ②黄…　Ⅲ. ①药物代谢动力学—教材　Ⅳ. ①R969.1

中国版本图书馆 CIP 数据核字（2017）第 017937 号

出 版 人：徐　劲
策划编辑：鲁佳慧
责任编辑：鲁佳慧
封面设计：林绵华
责任校对：谢贞静
责任技编：黄少伟
出版发行：中山大学出版社
电　　话：编辑部 020 - 84110771，84113349，84111997，84110779
　　　　　发行部 020 - 84111998，84111981，84111160
地　　址：广州市新港西路 135 号
邮　　编：510275　传　　真：020 - 84036565
网　　址：http://www.zsup.com.cn　E-mail：zdcbs@mail.sysu.edu.cn
印 刷 者：佛山市浩文彩色印刷有限公司
规　　格：787mm×1092mm　1/16　7 印张　170 千字
版次印次：2017 年 4 月第 1 版　2018 年 3 月第 2 次印刷
定　　价：22.00 元

本教程得到中山大学教学改革与建设专项经费资助

本书编委会

主　　编　钟国平　黄　民

参　　编　金　晶　李嘉丽　陈江英　白　雪　温鼎声

前　言

　　药代动力学是一门应用广泛的新兴学科，在新药研发、制剂质量评价以及临床合理用药等方面均有不可或缺的理论价值和实践意义。药代动力学实验是药代动力学教学的重要组成部分。通过药代动力学实验，既可进一步巩固药代动力学相关知识，理论联系实际；又可提高动手能力及独立发现问题、分析问题、解决问题的能力，培养客观严谨的思维方法和积极开拓的创新精神。

　　实验教程是实验教学的主要依据，也是提高并保障教学质量的重要工具。结合多年的实验教学经验，为了更好地提高药代动力学的教学质量，参考有关材料，我们编写了此教程。

　　本教程结合编者实际工作，考虑可行性及教学目标，围绕生物样本浓度测定方法的建立，实验动物的选择、给药与采样、未知样本浓度测定，药代动力学数据处理、参数计算与结果分析等药代动力学研究的全过程，重点介绍了"头孢呋辛在家兔体内的药代动力学实验"。同时，结合药代动力学研究相关进展及有关药代动力学实验教学动态，针对性地介绍了"药代动力学药物相互作用""对代谢酶抑制""在体肠灌流"等实验，并期望增强相关知识和技术介绍，拓展学生对药代动力学实验方法和技能的理解。

　　本书中每个实验均含有实验目的、原理、方法、注意事项等内容，并提供思考题以拓展学生思维。另外，还附有药代动力学实验相关规范性要求等附录供参考，以期全面培养学生认真、规范、客观、严谨、求实的科学研究态度。

　　由于水平有限，本书一定有不妥和错漏之处，我们真诚希望广大读者批评指正，提出宝贵意见。

编者

2017 年 3 月

目　录

课 程 概 述

"药代动力学实验"课程是在"生物药剂学与药物动力学"等课程的基础上，为药学专业高年级本科学生开设的必修实验课程。

一、教学目的

通过本课程的学习，学生应达到如下要求：

（1）进一步巩固"生物药剂学与药物动力学"课程的基础知识，理论联系实际，提高动手能力，提高独立发现问题、分析问题、解决问题的能力，培养科学思维方法和开拓创新能力。

（2）了解、熟悉、掌握药代动力学实验相关的基本操作方法与思路。

二、课程要求

（1）任课老师需向学生讲清课程的性质、任务要求、课程的安排和进度、评分方法、实验守则、实验安全制度、值日生制度及实验记录的书写格式等。

（2）实验以基本操作为主，实验前学生必须按照要求进行预习。

（3）实验建议多人（2～4人）协作，在规定的时间内完成，并详细记录观察到的实验现象。

（4）实验中要注意各种仪器设备的正确使用和维护。

（5）注意实验操作全程的规范性、安全性。

（6）由于本实验课程需要接触生物样本，实验过程中禁止穿短裙，短裤，拖鞋等，必须按要求穿着实验服及佩戴实验用口罩和手套。

（7）实验结束，学生要收拾好桌面，清洗干净并摆放好仪器，值日生要打扫卫生，检查水电，待教师签名后才能离开。

（8）实验完成，学生应及时根据结果撰写实验报告，并整理实验资料。

第一编 药代动力学实验基础

第一章 实验室管理制度

（1）严守实验课堂纪律。不得迟到和早退，事假或病假凭学工部门出具的请假单请假。未经教师允许不准私自调换实验分组及实验时间。

（2）进入实验室必须穿着实验服，教师特别指明的某些情况，必须戴口罩和手套。禁止穿露趾的鞋、拖鞋和披散长发进入实验室。不得在实验室内吸烟和进食。

（3）使用仪器、药品、试剂和各种物品必须注意节约。洗涤和使用仪器时，应小心仔细，防止损坏仪器。使用贵重精密仪器时，应严格遵守操作规程，发现故障须立即报告教师，不得擅自动手检修。

（4）实验室内严禁吸烟！须严格遵守防火、防爆规程，易燃物（如乙醇、丙酮、乙醚、甲醇、乙腈等）不能直接加热，且应远离明火火源。凡产生烟雾、有害气体和不良气味的实验，均应在通风条件下进行。使用微波炉加热溶液时必须在教师的指引下进行，严禁私自使用微波炉加热任何溶液！

（5）每次实验前应尽可能了解实验中使用的试剂的性质，包括理化性质、是否有毒性等，并严格遵守教师针对试剂发出的安全指引进行实验操作。

（6）实验台面应随时保持整洁，仪器、药品摆放整齐。与实验无关的个人物品（特别是水杯和食物）不要放在实验台面。公用试剂用毕，应立即盖严放回原处。勿将试剂、药品洒在实验台面或地上，勿用手或身体其他部位直接接触药品。实验完毕，玻璃器皿须洗净放好，将实验台面清理干净，才能离开实验室。

（7）化学试剂的存放必须按照规定执行。特别注意：实验室中易燃性液体、有机酸的常规储存不能高于50 L（单容器内不能高于25 L）。配制好的溶液必须在标记清晰的相关容器内存放，不得任意转移、不得修改或撕毁标签，标签应注明配制溶液的名称、浓度、时间及其他需要标注的事项。容器配套的瓶盖或滴管不能随意更换、丢弃。

（8）配制的试剂和实验过程中的样品，尤其是保存在冰箱中的样品，必须贴上标签、写上品名、姓名、日期及其他相关信息。放在冰箱中的易挥发溶液和酸性溶液，必须严密封口。

（9）一般废液可倒入水槽内，同时放水冲走。强酸、强碱、有机溶剂和有毒液体必须倒入专用废液缸内。

（10）实验前必须认真预习，书写预习报告，以备教师在实验过程中检查。

（11）实验过程中要听从教师的指导，严肃认真地按操作规程进行实验，并把实验结果和数据及时、如实地记录在实验记录本和公用电脑上，完成实验后经教师（或助教）检查同意，方可离开实验室。

（12）实验室内一切物品，未经本室负责教师批准，严禁携带出室外。

第二章 \\ 药代动力学实验管理要求

（1）应建立完善的组织管理体系，任命实验课程负责人和实验操作负责人，并配备相应的实验人员和助教。

（2）实验课程负责人应具备相关专业多年本科教学经历，熟悉业务，能全面有效组织、指导和开展实验工作。其职责包括：

1）全面负责实验课程的建设，确保顺利开展实验课程所需要满足的各项条件。

2）组织制定和修改实验讲义，确保实验讲义适时更新。

3）制定教学大纲，掌握各项教学工作的进展。

4）建立有效的交流机制，以保证实验人员、助教与学生之间可及时、有效地沟通。

5）建立完善的实验教学和考核机制。

6）在每项实验开始前，指定实验操作负责人。

7）审查、批准实验教学进度表、教学经费预算、实验结果或报告。

8）指定专人负责检查实验室环境、设施、仪器设备、档案资料与生物样本的管理等。

（3）实验操作负责人具体负责某项具体实验的工作，具备相应专业本科教学经验，对所承担实验的方法、结果和报告负直接责任。职责包括：

1）制订该实验的方案。

2）全面负责该实验的运行管理、组织实施。

3）建立并验证有关方法。

4）确保所有参与该实验的人员明确各自所承担的内容，并掌握和执行相关的标准操作规程。

5）掌握教学进展，确保实验记录及时、完整、准确和清晰。

6）确保实验中偏离方案的情况及采取的措施均有详细记录。

7）整理、分析实验数据和结果，指导学生撰写实验报告。

8）及时处理实验期间的应急情况。

（4）实验工作人员应符合以下要求：

1）具备严谨的科学作风和良好的职业道德，经过培训与考核。

2）熟悉实验各项要求，掌握并严格执行相关的标准操作规程。

3）指导、协助学生开展实验，监督学生及时、完整、准确和清晰地进行实验记录，对实验中发生的可能影响结果的任何情况应及时报告给相应负责人。

4）根据教学的需要着装，保持工作环境正常。

5）遵守健康检查制度，确保实验过程安全有序，实验样本不受污染。

（5）实验室环境应保持清洁、卫生，环境调控应符合相应工作的要求。

（6）实验设施的基本要求：

1）有完善的实验设施，并处于良好运行状态。

2）具备相应的安全防护、应急和急救设施。

3）洁净区与污染区分离。

4）具备保存生物样本的设施；确保样本的完整性，并防止交叉污染。

5）具备不同实验用品的储存设施，确保实验材料、试剂、标准物质等的储存符合相关要求；危险化学品、归属于麻醉药品和精神药品的物质、放射性物质的保管设施应符合《危险化学品安全管理条例》《麻醉药品和精神药品管理条例》《放射性药品管理办法》的相关规定。

（7）废物处理的基本要求：

1）应按照《医疗废物管理条例》和《医疗卫生机构医疗废物管理办法》的相关规定处理医疗废物。

2）应参照《实验室生物安全通用要求》的要求妥善处理过期的化学试剂、含化学试剂的废物。

（8）仪器设备基本要求：

1）配有与实验相适应的仪器设备，仪器的量程、精度、分辨率等应符合相应要求。

2）放置地点合理。

3）应有专人管理，由专业技术人员按照相关要求定期进行校正、维护。

4）应有明显的状态标识；新购进仪器具有安装验证、操作验证以及性能验证报告；对不合格、待修、待检的仪器，应及时联系相关技术人员进行处理并确保维修记录存档。

5）根据仪器设备的性能要求定期进行性能验证，确保仪器设备处于良好的状态。仪器定期性能验证的文件应存档。

6）设备操作人员应经过培训，考核合格后方可上岗，并严格执行相关标准操作规程。

（9）实验材料的管理要求

1）应根据实验选择、使用与方案要求中一致的实验材料，并确保实验材料充足。

2）应有专人负责实验材料的管理，实验材料的采购、接收、储存和分发均有详细记录。

3）实验材料的储存条件应符合要求，储存容器应贴有标签，标明品名、来源、批号、有效期和储存条件等。

（10）试剂的管理要求：

1）应根据实验选择、使用相应的试剂、标准物质等。

2）应有专人负责试剂、标准物质等的管理，有采购、接收、储存、分发、使用的记录。

3）应记录试剂、标准物质的称量、溶液配制。

4）配制的溶液应贴有标签，标明品名、浓度、贮存条件、配制日期、有效期及配制人员名字等必要的信息。

5）实验中不得使用变质或过期的试剂和溶液，保留处理过期试剂的记录。

（11）生物样本的接收和管理要求：

1）应采取适当的方式和条件转运生物样本，监测转运过程中样本的保存条件。

2）接收生物样本时，应检查样本的标识、状态、数量，保存记录有样本标识、状态、数量、来源、转运方式和条件、到达日期等信息的文件。

3）生物样本的保存应符合方案中规定的条件；监测保存样本的设施设备，以确保其在可接受的参数范围内工作；监测参数偏离可接受范围时，应及时采取应急措施，并保存监测和采取应急措施的记录。

4）生物样本保存以样本长期冻存稳定时间为限；超过保存期后，在取得申办者书面同意后，按相关规定进行销毁处理。

5）应按照《医疗废物管理条例》和《医疗卫生机构医疗废物管理办法》的相关规定处理超过保存期的生物样本。

（12）生物样本的重复分析应符合实验方案和标准操作规程的有关规定，并记录重复分析的理由以及采用相关数据的理由。

第三章 \\\\ 药代动力学实验记录要求

（1）实验记录是指在研究过程中，应用实验、观察、调查或资料分析等方法，根据实际情况直接记录或统计形成的各种数据、文字、图表、声像等原始资料。

（2）实验记录的基本要求：真实、及时、准确、完整，防止漏记和随意涂改。不得伪造、编造数据。

（3）实验记录的内容：通常应包括实验名称、实验目的、实验设计或方案、实验时间、实验材料、实验方法、实验过程、观察指标、实验结果和结果分析等内容。

1）实验名称：每项实验开始前应首先注明课题名称和实验名称，需保密的课题可用代号。

2）实验设计或方案：实验设计或方案是实验研究的实施依据。各项实验记录的首页应有一份详细的实验设计或方案，并由设计者和（或）审批者签名。

3）实验时间：每次实验须按年月日顺序记录实验日期和时间。

4）实验材料：受试样品和对照品的来源、批号及效期；实验动物的种属、品系、微生物控制级别、来源及合格证编号；其他实验材料的来源和编号或批号；实验仪器设备名称、型号；主要试剂的名称、生产厂家、规格、批号及效期；自制试剂的配制方法、配制时间和保存条件等。实验材料如有变化，应在相应的实验记录中加以说明。

5）实验环境：根据实验的具体要求，对环境条件敏感的实验，应记录当天的天气情况和实验的微小气候（如光照、通风、洁净度、温度及湿度等）。

6）实验方法：常规实验方法应在首次实验记录时注明方法来源，并简述主要步骤。改进、创新的实验方法应详细记录实验步骤和操作细节。

7）实验过程：应详细记录研究过程中的操作，观察到的现象，异常现象的处理及其产生原因，影响因素的分析等。

8）实验结果：准确记录计量观察指标的实验数据和定性观察指标的实验变化。

9）结果分析：每次（项）实验结果应做必要的数据处理和分析，并有明确的文字小结。

10）实验人员：应记录所有参加实验研究的人员。

（4）实验记录用纸：

1）实验记录必须使用本研究机构统一专用的带有页码编号的实验记录本或科技档案专用纸。记录用纸的幅面，由研究单位根据需要设定。

2）计算机、自动记录仪器打印的图表和数据资料等应按顺序粘贴在记录本或记录纸或病历报告表的相应位置上，并在相应处注明实验日期和时间；不宜粘贴的，可另行整理装订成册并加以编号，同时在记录本相应处注明，以便查对。

3）实验记录本或记录纸应保持完整，不得缺页或挖补；如有缺、漏页，应详细说明原因。

（5）实验记录的书写：

1）实验记录本（纸）竖用横写，不得使用铅笔和圆珠笔，建议使用签字笔。实验记录应用字规范，字迹工整。

2）常用的外文缩写（包括实验试剂的外文缩写）应符合规范。首次出现时必须用中文加以注释。实验记录中属译文的应注明其外文名称。

3）实验记录应使用规范的专业术语，计量单位应采用国际标准计量单位，有效数字的取舍应符合实验要求。

（6）实验记录不得随意删除、修改或增减数据。不得使用涂改液或遮贴纸。如必须修改，须在修改处划一斜线，不可完全涂黑，保证修改前记录能够辨认，并应由修改人签字，注明修改时间及原因。

（7）实验图片、照片应粘贴在实验记录的相应位置上，底片装在统一制作的底片袋内，编号后另行保存。用热敏纸打印的实验记录，须保留其复印件。

（8）实验记录应妥善保存，避免水浸、墨污、卷边，保持整洁、完好、无破损、不丢失。

（9）实验记录的签署、检查和存档

1）每次实验结束后，应由实验负责人和记录人在记录后签名。

2）课程负责人或上一级研究人员要定期检查实验记录，并签署检查意见。

3）每项研究工作结束后，应按归档要求将研究实验记录整理归档。

第四章 药代动力学实验常规仪器设备

一、高效液相色谱仪

以液体作为流动相的色谱法称为液相色谱法（liquid chromatography，LC）。高效液相色谱法（high performance liquid chromatography，HPLC）是色谱法的一个重要分支，以液体为流动相，采用高压输液系统，将具有不同极性的单一溶剂或不同比例的混合溶剂、缓冲液等流动相泵入装有固定相的色谱柱，在柱内各成分被分离后，进入检测器进行检测，从而实现对待测样品的分析。

液相色谱法和气相色谱法在理论和技术上有许多相似之处，两者各有优势，相互补充。如气相色谱法不适用于分析高沸点、热稳定性差的物质；而液相色谱法则可以在常温下进行，从而有效地弥补了气相色谱法的不足，在药学领域具有更为广泛的应用范围。

液相色谱法按照分离原理可以分为吸附和分配色谱法、离子交换色谱法和体积排阻色谱法三种类型。

（一）高效液相色谱仪的组成

高效液相色谱仪主要包括输液系统、进样系统、分离系统、检测系统、组分收集系统五部分组成。

1. 输液系统

输液系统主要由贮液槽、高压输液泵和梯度洗脱装置组成，其主要功能是把待测样品带入色谱柱中，以实现分离，并最终进入检测系统。因此，输液系统的稳定性直接影响样品保留时间的重复性。

（1）贮液槽。主要用来盛放流动相，输送流动相的管路前端装有一个过滤器，主要是用来防止流动相中的固体颗粒进入到流动相中，堵塞管路及色谱柱。流动相在使用前一般要进行脱气处理，以除去溶解在其中的气体，防止系统过程中产生气体。常用的脱气方式有超声波脱气法和抽真空脱气法，但由于流动相长时间放置后又会有气体溶解在溶液中，因此，流动相不能长时间放置使用。目前，很多仪器都使用了在线真空脱气技术，实现了流动相的连续脱气。

（2）高压输液泵。是输液系统中的核心部分，其功能主要是输送流动相。在高效液相色谱法中，高压输液泵要具备较高的性能，除了能够达到较高的压力，还需要提供稳定、准确、范围宽广和重复性好的流量。

（3）梯度洗脱装置。高效液相色谱流动相洗脱技术主要有等度洗脱和梯度洗脱两种方式。等度洗脱是指在同一分析周期内流动相组成和比例保持恒定，这种洗脱方式适用于待测组分数目较少、化合物性质差别不大的试样。梯度洗脱是在一个分析周期内通过程序控制改变流动相的组成和比例，如溶剂的极性、离子强度和 pH 值等，这种洗脱方式适用于分析组分数目较多、化合物性质差别较大的复杂试样，可以使所有待测组分都在适宜条件下获得良好的分离。与等度洗脱相比，梯度洗脱能缩短分析时间、提高分离度、改善峰形、提高检测灵敏度，缺点是梯度洗脱可能会引起基线漂移和重现性降低。

梯度洗脱装置通常可以分为高压梯度和低压梯度。高压二元梯度装置是由两台高压输液泵分别把两种流动相混合送入混合室，混合后再送入色谱柱，程序控制每台泵的输出量就能获得各种形式的梯度曲线。低压梯度装置是在常压下通过一比例阀先把各种流动相按程序混合，然后再用一台高压输液泵送入色谱柱。

2. 进样系统

进样系统是将样品有效地导入分离系统的部分，进样器分为手动进样和自动进样两种方式。高效液相色谱进样系统一般要求密封性好，死体积小，重复性好，保证中心进样，进样时对色谱系统的压力、流量影响极小。

3. 分离系统

分离系统的核心是色谱柱。液相色谱的色谱柱多采用内部抛光的不锈钢管，管内为填料和固定相。

色谱柱种类繁多，按照分离模式可以分为正相柱、反相柱、离子交换柱、体积排阻柱和手性柱等；按照实验用途则可分为分析柱和制备柱。

4. 检测系统

高效液相色谱常用的检测器主要有紫外检测器、示差折光检测器和荧光检测器、质谱检测器、组分收集系统等。

（1）紫外检测器（ultraviolet photometric detector，UVD）。紫外检测器是高效液相色谱中最常用的检测器，可以用来检测在紫外区域产生吸收的化合物。其优点是检测灵敏度较高、噪音低、线性范围宽，对流速和温度的波动不敏感。其缺点是只能检测有紫外吸收的物质，且流动相的截止波长应小于检测波长。紫外检测器可分为固定波长检测器、可变波长检测器和二极管阵列检测器（diode array detector，DAD）。二极管阵列检测器可以同时采集各组分在不同波长的光谱图，色谱吸收可以用于定量分析，光谱吸收则可以提供定性分析的信息，这种检测器适合于中药等复杂组分样品的分析。

（2）示差折光检测器（refractive index detector，RID）。示差折光检测器根据不同物质具有不同的折射率来进行检测，是一种通用型的检测器。其优点是检测范围广，凡是与流动相的折射率有差异的样品都可以使用这种检测器。其缺点是灵敏度低，不能用于梯度洗脱。

（3）荧光检测器（fluorescene detector，FD）。荧光检测器的工作原理是某些荧光活性物质（如芳香族化合物、蛋白质、维生素等）被紫外激发后产生荧光，荧光强度与物质的浓度成正比。这类检测器的优点是选择性好、灵敏度高，适合于痕量分析，在药物分析领域具有广泛的应用。

（4）质谱检测器。HPLC 与质谱检测器联用后，称为液质联用仪（HPLC-MS），是一种强大的分离和鉴定手段。液质联用仪主要由进样系统、离子源、质量分析器、检测器、真空系统、计算机系统等部分组成。

离子源：是质谱仪的主体部分，待测样品在离子源中发生电离，由中性分子变成离子。常用的离子源有电喷雾电离（ESI）、基质辅助激光解析电离（MALDI）、电子轰击电离（EI）和大气压化学电离（APCI）等类型，其特点分别如表 1-4-1。

表 1-4-1　各类离子源的特点

离子源类型	特　点
ESI	（1）软电离，通常只出现分子离子峰，而无碎片峰； （2）适合于生物分子的分析； （3）测定生物大分子时，得到多种多电荷峰
MALDI	（1）软电离； （2）适合于生物分子的分析； （3）离子电荷多为1个或2个，图谱相对简单
EI	（1）电离易于实现，重现性好；图谱中均为单电荷离子； （2）分子离子容易发生碎裂，甚至于全部碎裂，因此能够提供丰富的碎片信息
APCI	（1）软电离； （2）适合于弱极性小分子化合物的电离

质量分析器：是质谱仪的核心，主要是把不同质荷比（m/z）的离子进行分离。质量分析器决定了质谱仪的种类，常用的质量分析器主要有离子阱（ion trap）、四级杆质量分析器（quadrupole mass analyzer）、飞行时间质量分析器（time of flight mass analyzer，TOF）、傅里叶变换离子回旋共振质量分析器（Fourier transfer ion cyclotron resonance mass analyzer，FTICR）等。把某些质量分析器串联而成的质谱仪具有强大的分析功能，如三级四重杆质谱仪（Q-Q-Q mass）、四级杆-飞行时间质谱仪（Q-TOF mass）等。不同种类的质量分析器的优缺点及应用范围如表 1-4-2 所示。

表 1-4-2　各类质量分析器的特点

质量分析器类型	特　点
离子阱	（1）单一离子阱即可进行多级质谱（MS^n）； （2）仪器结构简单，性价比高
四级杆质量分析器	（1）适合于进行离子的选择，与其他质量分析器联用后，能够很好地进行多级质谱（如 Q-TOF 质谱仪）； （2）仪器结构简单，性价比高

续表 1 - 4 - 2

质量分析器类型	特 点
TOF	(1) 适合于大分子化合物的分子质量鉴定； (2) 结构简单，便于维护
FTICR	(1) 极高的分辨率和质量准确度，可用来分析化合物的元素组成； (2) 可进行多级质谱； (3) 仪器昂贵，维护费用高

把不同的离子源和质量分析器联用起来，就构成了多种类型的质谱仪，如电喷雾电离 - 离子阱质谱仪（ESI-Ion Trap MS）、基质辅助激光解析电离 - 飞行时间质谱仪（MALDI-TOF MS）、电喷雾电离 - 飞行时间质谱仪（ESI-TOF MS）、电喷雾电离 - 四级杆 - 飞行时间质谱仪（ESI-Q-TOF MS）、基质辅助激光解析电离 - 离子阱质谱仪（MALDI-Ion Trap MS）、电喷雾电离 - 三级四重杆质谱仪（ESI-Q-Q-Q MS）、电喷雾电离 - 傅里叶变换离子回旋共振质谱仪（ESI-FTICR MS）等。进行质谱鉴定时，要根据样品特性和检测项目（如是否需要做多级质谱，是否需要高分辨数据等）来选择合适的质谱仪。

5. 组分收集系统

复杂成分的样品经过色谱柱后，各个组分被分离开来，如需要得到某一组分的纯品，则可在检测器后加上组分收集系统。最简易的组分收集系统是用试管手工收集，但该方法需要计算好收集开始和结束的时间。目前，市面上有许多厂家都推出了自动收集系统，有利于复杂组分和长时间的收集。

通常来说，分析型液相色谱仪是由流动相输送系统、进样系统、分离系统和检测系统组成；而在这四个部分后面再组合上一个组分收集系统就构成了一台制备型液相色谱仪。

（二）高效液相色谱仪在药学研究领域中的应用

1. 鉴定药物的纯度

利用高效液相色谱仪的高分离效率，可以有效地鉴定药物的纯度。

2. 药物成分分析

运用 HPLC-MS，可以对药物的成分进行有效的分离和鉴定，利用色谱法的定量分析，还可以测定某种药物成分的含量。

3. 天然药物的分离和分析

高效液相色谱仪是一种较强的分离手段，适合于分离复杂成分的样品，如天然药物等。配备了组分收集系统的制备型液相色谱仪还可以对目标组分进行收集，利用仪器的高分离效率，可分离出高纯度的组分。

运用高效液相色谱仪还可以对天然药物中的活性成分进行定量分析，在对某一活性成分实现满意的分离后，还可进一步进行定量分析。

4. 药物代谢研究

液质联用仪是药物代谢研究领域的强有力工具，在代谢物鉴定、代谢途径追踪和体内体外代谢的比较等方面有着广泛的应用。应用液质联用仪避免了复杂的分离步骤，易于捕捉到痕量代谢物的信息。此外，利用色谱法的定量分析，还可以进行药代动力学的研究。

（三）高效液相色谱仪操作方法

（1）把样品配制成合适浓度的溶液，或是把生物样本按前处理方法处理后，待测。
（2）选择合适的色谱柱，并安装于柱箱内。
（3）选择合适的流动相，经过过滤、脱气等处理后置于贮液瓶中。
（4）确认仪器状态正常后，设定柱温、流动相洗脱梯度等条件。
（5）进样分析。如果选择手动进样方式，则需使用微量注射器。
（6）样品分离后依次被检测，采集色谱图。
（7）根据实验要求进行定性分析或定量分析。

（四）仪器使用注意事项

1. 样品制备

应用高效液相色谱仪进样时，样品通常为溶液状态。进样前，应采用过滤或高速离心等方法处理样品，如为生物样本，应预先进行蛋白沉淀等处理，以除去生物样本中的蛋白，确保样品溶液中不含固体颗粒或肉眼可见的沉淀物，防止固体颗粒或沉淀物进入管路后引起堵塞。

2. 液相色谱仪类型的选择

实验前，首先应根据待测样品的量来选择合适的仪器类型（如某些生物样品，量较少，则应选择毛细管液相色谱仪等管路细、流量少、色谱柱内径长度小的仪器）。其次，根据待测样品的理化性质来选择合适的色谱柱、流动相、流速等色谱条件。

3. 流动相的准备

为了确保能获得较好的实验结果，实验中所用的流动相有机溶剂的纯度多为色谱纯，配制好的流动相，必要时要进行过滤处理，然后再进行脱气。水相流动相需要经常更换，防止长菌变质；有机相流动相（尤其是乙腈）用完后更换前，要把贮液瓶中残留的有机溶剂倒掉，并用待更换的有机溶剂涮洗 2～3 次后再装满待更换的有机溶剂，以防长期放置后产生颗粒堵塞管路。

4. 色谱条件的探索

HPLC 法中色谱条件的探索，主要是流动相的组成、比例、流速和洗脱梯度，往往需要经过多次实验才能找到比较适合的色谱条件，从而得到理想的分离效果。要特别注意，不能由一次实验图谱上的单峰就仓促地判断此峰为单一成分；如果经过多次改变色谱条件仍为单峰，则其为单峰的可能性较大。

5. 流动相管路的冲洗

每次进样完成后，都要进行长时间的管路冲洗。如果使用了缓冲液，则要用不含缓冲剂的流动相或纯水将仪器的管路、泵、进样阀、色谱柱及检测器等部位充分冲洗干净。

6. 色谱柱的使用和保存

使用色谱柱前要仔细阅读色谱柱的说明书，注意适用范围，如 pH 值范围、流动相类型、流速等。实验过程中应使用符合要求的流动相和预柱。色谱柱不使用时应使填充剂处于润湿状态，两端密封。

二、气相色谱仪

气相色谱法是以气体作为流动相的色谱方法，主要适用于分析在 $-196 \sim 450\ ^{\circ}\text{C}$ 范围内有一定蒸汽压且对热稳定的物质。有些难挥发、受热易分解的物质可以预先通过衍生化生成易挥发、受热不易分解的衍生物后，再进行气相色谱分析。对于衍生化效果不佳的难挥发、受热易分解的物质，不适合使用气相色谱法进行分析。

（一）气相色谱仪构成

气相色谱仪主要由气路系统、进样系统、分离系统、检测系统、记录系统五部分组成。

1. 气路系统

气相色谱仪常用的载气由高压气体钢瓶或气体发生器提供，主要为 N_2、H_2、Ar 和 He 等，载气的纯度较高，常为高纯级，否则气体中的杂质会使检测器的噪声增大。气体流速的控制也非常重要，流速不稳定会直接影响保留时间的重现性，稳定的气体流速通过气相色谱仪中的各种减压阀、稳定阀和稳流阀来实现。

2. 进样系统

进样系统是将样品有效地导入分离系统的部分，由进样器、汽化室和加热系统组成。进样器分为手动进样和自动进样两种方式。手动进样采用微量注射器；自动进样方式操作简便、重现性好，非常适合于大批量样品的分析。液体样品由进样器进入汽化室，汽化后被载气导入分离系统。

3. 分离系统

分离系统的主要部分为色谱柱、恒温控制装置。色谱柱的分离效率受到以下两方面因素的影响，其中一方面是色谱柱的柱长、柱径、柱形和柱温；另一方面为色谱柱的固定相和制备方式。色谱柱根据固定相和制备方式，可以分为填充柱和毛细管柱（表 1-4-3）。

（1）填充柱。填充了固定相的色谱柱称为填充柱，其分离性能主要取决于固定相的性质，固定相可分为固体固定相和液体固定相。固体固定相为活性炭、硅胶、氧化铝等物质，具有吸附功能，主要应用于分离永久性气体（H_2、O_2 等）和低沸点碳氢化合物（$C_1 \sim C_4$）。液体固定相是由固定液涂渍在载体表面构成。载体保证了固定液具有一个大的表面，有利于样品与固定相充分发生作用，常为硅藻土等具有较大比表面的惰性物质。固定液种类繁多，一般分为非极性、弱极性、强极性和氢键型四种，可以根据样

表1-4-3 填充柱与毛细管柱

项目	填充柱	毛细管柱
材料	不锈钢、玻璃	玻璃、石英
形状	U型、螺旋形	螺旋形
长度	长度较短，一般为0.5～6 m	长度较长，一般为30～500 m
内径	2～6 mm	0.1～0.5 mm
特征	制备简单，固定相种类多，应用广泛；渗透性差，传质阻力大，理论塔板数低	渗透性好，传质阻力小，理论塔板数高

品的性质来选择合适的固定液类型。与固体固定相相比，液体固定相的应用范围更广泛，许多类型的样品分离都可以选用液体固定相。

（2）毛细管柱。毛细管柱一般多为开管型，即毛细管内是中空的。制作毛细管柱时，通常经过两个过程：先将毛细管内壁进行改性处理，使其具有更大的比表面；然后在内壁表面涂渍上固定液。毛细管柱分离的显著特点是分离效能高、分离速度快、样品用量少。

4. 检测器

检测器的作用是将各组分的信号转变为电信号。气相色谱仪的检测器种类较多，各有优势，具体实验操作中，要针对不同的样品和分析目的，选用合适的检测器。

（1）氢火焰离子化检测器（hydrogen flame ionization detector，FID）。FID检测器是目前气象色谱法中最常用的检测器，其原理是利用有机物在氢焰的作用下发生化学电离，形成离子流，根据离子流的强度进行检测。这类检测器具有灵敏度高、噪音小、死体积小等优点，缺点是检测时样品容易被破坏，因此一般只能用于测定含碳化合物。

（2）热导检测器（thermal conductivity detector，TCD）。TCD检测器利用不同物质具有不同的热导率从而进行检测。这类检测器应用范围比较广泛，对有机物和无机物均能产生信号，具有结构简单、稳定性好、样品不被破坏等优点。其缺点是灵敏度低，噪音大。

（3）电子捕获检测器（electron capture detector，ECD）。ECD是一种高选择性、高灵敏度的检测器，仅对能够捕获电子的化合物有响应，如含有卤素、硫、氮、羰基、氰基等化合物。其电负性越强，灵敏度越高。该检测器广泛应用于有机氯和有机磷农药残留、金属配合物、金属有机多卤或多硫化合物的分析检测。

（4）质谱检测器：质谱检测器通过接口技术与气相色谱仪连接起来，成为气质联用仪（GC-MS）。质谱检测器可以直接给出化合物的结构信息，如分子质量、碎片信息等，是一种强有力的检测器。

（二）气相色谱仪及气质联用仪在药学研究领域中的应用

气相色谱仪及气质联用仪在药学研究领域中的应用主要集中在药物鉴定、药物成分分析和药物代谢研究等方面。目前，只有少部分的药物可以直接或经过衍生化后运用气相色谱仪进行分析，气相色谱仪在药学领域中的运用远远少于液相色谱仪。但是，对于这少部分药物，利用毛细管气相色谱高分离效率、高灵敏度和分离速度快的特点，往往能够取得令人满意的结果。

1. 药物鉴定和成分分析

应用气相色谱仪可以直接给出检测组分的结构信息，如果要鉴定化合物是否为某种药物，可以将这些信息与标准物图谱进行比对。对于未知化合物则可以根据这些信息来推测化合物分子的结构。

2. 中药有效成分的分析

中药成分的分析大部分使用液相色谱仪，但有些有效成分具有挥发性，对于这些成分使用气相色谱仪进行指纹图谱分析则十分方便。

3. 药物代谢研究

利用气相色谱仪和气质联用仪可以进行药物代谢和药代动力学研究，许多药物及其代谢产物都能够直接或经过衍生化后运用气相色谱法进行分析。例如，在兴奋剂等违禁药物的检测中，气质联用仪有着非常广泛的应用。

（三）气相色谱仪操作方法

（1）把待测样品配制成合适浓度的溶液，待测。

（2）选择合适的色谱柱，并安装于柱箱内。

（3）检测气路系统，确保不漏气。

（4）调节载气。

（5）根据实验需要设置柱温和进样口的温度。

（6）进样分析。如果选择手动进样方式，需使用微量注射器。

（7）样品分离后依次被检测，采集待测样品的色谱图。

（8）根据实验目的进行定性和定量分析。

（四）仪器使用注意事项

（1）气相色谱仪经常使用到载气钢瓶，实验操作过程中必须要严格按照载气钢瓶的安全使用规程来操作。

（2）如进样方式选择手动进样时，使用微量注射器要注意以下事项：

1）微量注射器是易碎器械，且常用的容积一般为 $1~\mu L$ 的注射器，使用时应加倍小心。

2）微量注射器在使用前后都必须使用丙酮或丁酮等溶剂进行清洗，长时间放置时要注意防止粘连。

3）进样时，注射器应与进样口垂直，注射器针尖刺穿硅橡胶垫圈，插到底后迅速注射样品，注射完成后，立即拔出注射器，同时开始采集数据，以上任何一步操作不当，均会影响实验结果的重现性。

4）硅橡胶垫圈在长时间进样后容易老化，因此需及时更换。

（3）如果采用自动进样方式，设定好分析程序后，仪器可以自动进行大批量样品的分析。

三、紫外－可见分光光度计

紫外－可见分光光度计（UV-Vis），通常由光源、单色器、吸收池（也称样品池）、检测器、讯号处理、显示器六部分组成。其工作过程为光源提供连续辐射，经过单色器变成特定波长的光（波长范围为 200～800 nm），该波长的光照射到样品池时，待测样品分子的外层电子发生跃迁从而被吸收，被吸收后的光到达检测器，光信号变成电信号，从而由信号输出系统给出实验结果。在紫外－可见分光光度法中，首先是要选择合适的溶剂把待测样品配制成溶液，盛放于样品池中。样品池有石英和玻璃两种材质，其中，石英样品池对紫外光和可见光都是透明的，均可用于紫外和可见两个光区；玻璃样品池只能用于可见光区，但价格便宜。根据光学系统的不同可分为单光束分光光度计、双光束分光光度计和双波长分光光度计三种类型。

（一）紫外－可见分光光度计在药学领域中的应用

紫外－可见分光光度计在药学研究领域中的应用非常广泛，由于大部分药物分子中都包含有能够产生紫外吸收的基团，因此，其在药动学研究领域中主要应用于对待测物组分的定量测定。

（二）操作步骤

（1）样品的制备。用适宜的溶剂把待测样品配制成合适浓度的溶液，置于样品池中。

（2）样品的测定。把配制好的待测样品溶液放入仪器中，设定仪器的各项参数，采集图谱。

（3）数据处理。

（4）根据实验目的，进行待测组分的定性或定量分析。

（三）仪器使用注意事项

（1）实验前，根据实验设计选择合适的紫外－可见分光光度计类型和样品池材质，并根据样品的体积选择合适的样品池，量少的样品建议使用微量样品池。

（2）选择溶剂时，既要选择有较好的溶解能力的溶剂，还要尽量选用与待测样品作用较小的溶剂，以防止图谱中震动精细结构的消失。

（3）选择合适波长的入射光。必须选择溶液最大吸收波长的入射光。

（4）控制吸光度 A 的准确的读数范围。由朗伯－比尔定律可知，吸光度只有控制在 0.2～0.7 读数范围时，测量的准确度才较高。

（5）选择合适的参比溶液。参比溶液主要用于调节仪器工作零点。如显色剂仅与被测组分反应的产物有显色，而与其他试剂均无显色，可用纯溶剂作为参比溶液；如显色剂和其他试剂略有显色，则应选择不含被测组分的试剂作为参比溶液。

（6）使用分光光度计时，要确保样品室的绝对干净，小心放入样品，放入比色皿前一定要先用滤纸和擦镜纸把比色皿外表面擦拭干净，不要污染样品池和光度计外表面。

四、微量移液器

药动学研究中常用的生物样本主要有全血、血浆、血清、尿液、胆汁、粪便等，由于生物样本十分珍贵，且每次分析的量有限，因此，实验操作过程中通常要使用微升级的小件精密移液器，这种移液器应具有精确且连续可调的机械装置和可调换用的吸嘴，以便能精确吸量和防止交叉污染。目前，市面上销售的移液器品牌、规格繁多，转移体积从 0.1 μL ～ 10 mL 不等。

（一）移液器基本结构和工作原理

移液器结构大致都是相同的，主要包括定位部件、容量调节指示部分、活塞套和吸液嘴。移液器工作的基本原理主要是通过弹簧的伸缩运动来实现吸液和放液。在活塞的推动下，排出部分空气，利用大气压吸入液体，再由活塞推动空气排出液体。使用移液器时，配合弹簧的伸缩性特点来操作，可以很好地控制移液的速度和力度，因此，弹簧是移液器最重要的部件。移液器能否正确使用，直接影响实验的准确性与重复性，同时还会影响移液器的使用寿命。（图 1 - 4 - 1）

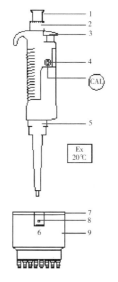

1. 控制钮，第一挡：液体体积计量，吸入并排出液体；第二挡：吹出吸嘴内剩余液体；
2. 调节钮，用于设定移液量，对固定移液器而言，此钮仅用于调节功能；
3. 弹射键，弹除吸嘴；
4. 调整开孔，对移液器进行调整时插入扳手；
5. 弹射套筒；
6. 多道移液器下半段；
7. 盖板；
8. 下半段分离键

图 1 - 4 - 1　单道移液器和多道移液器下半段示意

（二）移液器类型与量程

微量移液器根据吸液原理可分为气体活塞式移液器（air-cushion）和外置活塞式移

液器（positive-displacement）；根据动力来源分为手动移液器和电动移液器；根据移液规模又分为单道移液器、多道移液器、瓶口分液器和全自动移液工作站（图1-4-2）。

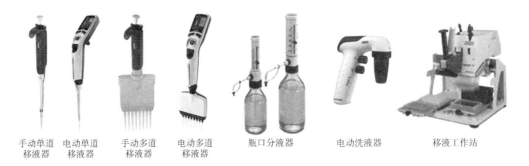

手动单道　电动单道　手动多道　电动多道　瓶口分液器　电动洗液器　移液工作站
移液器　　移液器　　移液器　　移液器

图1-4-2　微量移液器类型

使用微量移液器之前，首先应根据待移取液体的性质和待取体积，选择适合的移液器。通常情况下，当吸取的是水相溶液时，可以选择气体活塞式移液器；当吸取的液体是高密度或是易挥发液体时，可以选择外置活塞式移液器，或仍旧使用气体活塞式移液器但采用不同的吸液方式。

根据待吸取液体的体积，进一步选择量程合适的移液器。表1-4-4为常用量程移液器吸取液体的体积范围。

表1-4-4　常用量程移液器吸取液体的体积范围

标示量程/μL	体积范围/μL	准确度
2	0.5～2	±（2.5%～1.0%）
10	0.5～10	±（2.5%～1.0%）
200	20～200	±（0.8%～0.7%）
1 000	100～1 000	±（0.7%～0.6%）

（三）移液器的正确操作方法

（1）设定移液体积。旋转移液器体积调节旋钮进行体积调节，从体积显示窗直接读数确定。

（2）装配移液吸头（tips）。将移液器末端垂直插入吸头，轻压上紧，不可反复撞击移液器来确保吸头气密性。不同的移液器有不同的配套吸头，请在装配前确认。

（3）吸液（正向吸液）。将移液器按钮按到第一档，将吸头垂直进入液面3 mm以下，慢慢释放按钮以使液体进入吸头，吸液结束后在液面下停留1～2秒，再将移液器移出。

（4）放液：将吸头尖端靠在容器内壁，按下第二档将所有液体完全排出。

（四）注意事项

（1）勿超过移液器量程量取液体样品；当移液器吸头内有溶液时，禁止将移液器平放或倒放。

（2）禁止摔打、撞击、灼烧移液器。

（3）当使用结束后，将体积旋钮调节至最大以保护移液器内活塞及弹簧。

五、离心机

离心分离技术（centrifugal technique）是指由于物质的沉降系数、质量、密度及浮力等因素的不同，借助离心机高速旋转运动时所受到的强大离心力作用而使物质分离、纯化和浓缩的技术。而离心机则是实现离心分离操作的仪器设备，广泛应用于分离化学反应后的沉淀物、胶体溶液的浓缩、生物化学领域中细胞、细胞器以及生物大分子物质的收集等。

（一）离心分离原理

离心机主要是利用高速旋转时的离心力分离液体中的固体样品。相对离心力（RCF）是决定分离效果的最关键指标，是指在离心场中作用于颗粒的离心力相当于地球引力的倍数，通常以 g（重力加速度，$980 \ cm/s^2$）为单位，相对离心力的大小又与离心机的转速和离心机转头的离心半径有关。其中，离心机转速是指离心时每分钟旋转次数，单位为 r/min，取决于离心机的型号和转子。离心半径 R 的单位为 mm。垂直转头的离心半径为从离心机中点到离心转子空腔中心点的直线距离，而水平转头的离心半径则是离心机中点到转头末端的直线距离。

（二）离心机的种类

实验用离心机是利用离心力对混合溶液进行快速分离的专门设备，其构成主要包括驱动电机、制冷系统、真空系统（超速离心机）、显示系统、控制系统和自动保护系统六个部分。离心机根据离心力通常可以分为低速离心机、高速离心机和超速离心机三种。离心样品的容量可以从几微升至几升，工作温度主要有室温和低温。表 1-4-5 列出了几种实验室常用离心机的基本结构和性能。

表 1-4-5　实验室常用离心机的基本结构和性能

类型	低速离心机	高速离心机	超速离心机
基本结构	驱动电机、调速器、定时器	驱动电机、调速器、定时器、制冷系统	驱动电机、调速器、定时器、制冷系统
最大转速/r·min^{-1}	8 000	10 000～25 000	25 000～90 000
相对离心力/g	8 000	10 000～100 000	最大 500 000

续表 1-4-5

类型	低速离心机	高速离心机	超速离心机
分离形式	固液沉淀分离	固液沉淀分离	密度梯度区带分离、沉降差速分离
结构类型、性能特点	通常为室温操作，离心转速不能严格控制	有制冷系统，转速和温度控制较严格、准确	有制冷系统和真空系统，温度、转速及检测系统更为精确
应用	主要用于分离细胞、细菌及其他较大沉淀物的分离	主要用于分离各种沉淀物、细胞碎片和较大细胞器	主要用于分离亚细胞器、病毒、核酸、蛋白质和多糖等

（三）离心转头

目前实验室很多离心机都可以配备不同大小的离心管，且操作较为简单，只需要改变离心机的转头或另外使用一个与不同吊桶/适配器相配的转子即可实现。实验室用离心机常用的转头主要有角式转头、水平转头（亦称吊篮式转头）、垂直转头和连续流动转头。

1. 角式转头

是指离心管腔与转轴成一定倾角（一般为 20°～40°）的转头，是由金属制成，其上有 4～12 个离心管腔。这种转头结构稳定，可以装载较多的样品和使用较高的转速。优点是具有较大的容量、重心低、运转平衡、使用寿命长，微量离心机、高速离心机和超速离心机均可安装，常用于差速离心来分离沉降系数值相差较大的样品。

2. 水平转头

亦称吊篮式转头，是由吊着的 4 或 6 个自由活动的吊篮组成。转头静止时吊桶（离心管）垂直挂在转头上，当转头转速达到 200～800 r/min 时吊篮达到水平位置。用水平转头离心时，被分离样品沉降方向是沿着管子的轴向沉降，最后沉降在管底。水平转头的优点是梯度物质置于保持垂直的离心管中，转动时待分离样品带垂直于离心管纵轴，方便离心结束后由管内分层取出已分离的各样品带。其主要缺陷是颗粒沉降路径长，所需的离心时间较长，最高转速相对较低，容易引起沉淀物的重新悬浮。该转头均可用于低速离心机和高速离心机，通常用于密度梯度离心或等密度离心。

3. 垂直转头

转头离心管是垂直放置，与转轴平行，离心时颗粒沉降路径最短，时间也最短，但离心结束后降速较慢。可安装在高速离心机和超速离心机上，主要用于密度梯度离心。

4. 连续流动转头

由转子桶和有出入口的转头盖及附属装置组成，离心时样品由入口持续流入转头，在离心力作用下，颗粒沉降在转子桶壁，上清液则由出口流出，主要用于大量培养液或提取液的浓缩与分离。

（四）离心机使用注意事项

实验室使用离心机时（尤其是高速及超速离心机），由于转速较高，产生的离心力较大，操作不当或缺乏定期维护与保养，都可能会发生严重事故。因此，使用离心机时，必须要严格遵守仪器操作规程。

（1）选用与离心机配套的转头，不同型号离心机的转头不能混用。

（2）根据离心转速要求选择合适的转头，绝对不允许超过转头最高允许的转速。

（3）如果在低于室温的温度下离心时，在使用前应提前开启冷冻离心机使转头预冷。

（4）转头与轴承必须紧密组装，以防转头在高速运转时与轴承发生松动。

（5）平衡离心管及内容物：使用各种离心机时，必须事先在天平上精密地平衡所有的离心管、离心管载具、帽子及顶盖、护罩和套管等。如仅离心单一（或奇数）离心管，则需设平衡管，平衡管内必须用与要离心的材料相似的材料来填充。

（6）离心管对称装载。转头中绝对不允许装载单数的离心管，当转头只是部分装载时，应对称放置离心管在转头中，以使负载均匀地分布在转头的周围。

（7）离心转速绝对不能超过离心机标示的最高转速。

（8）开始启动前，切记将离心机腔门或盖子及转头盖子关紧。启动后，当转速还未达到预置的转速时，操作者不能离开离心机，直到运转正常方可离开。

（9）运行过程中，如果出现异常情况，应立即停机，进行适当处理。

（10）运行过程中突然停电，必须将电源切断，等待转头慢慢靠惯性减速，停止后，手动打开离心机腔门，取出样品。

（11）冷冻离心机使用结束后，应关闭电源，打开腔门使转头和离心室内冷凝水自然干燥；或用布擦拭离心机内表面，再关闭腔门，否则长期使用会导致腔体因潮湿产生故障。

（12）严禁使用离心机离心具有爆炸性或剧烈反应的物质、高浓度碱、酸、氯化物、高浓度盐水以及包含铜、汞等重金属离子等物质。

（13）使用完毕，请及时、如实填写仪器使用记录。

六、pH 计

在应用高效液相色谱法或液质联用法在检测生物样本的浓度时，为了获得良好的色谱峰及实验结果，很多情况下是要控制流动相溶液的 pH 值，而测定溶液的酸碱度常用的方法是 pH 试纸法和 pH 计法。尽管 pH 试纸存在携带及操作简便、快速、溶液用量少等优点，但由于其 pH 测定结果误差较大，一般不适用于溶液 pH 的准确测定。而 pH 计因其配备有校正误差的温度补偿装置，能把温度变化带来的误差降至最小，因此，在准确测定溶液的 pH 值时常用 pH 计法。

pH 计是采用电位法测定溶液 pH 的酸度计，由电极部分和电计部分组成。电极一般分为玻璃电极、甘汞电极和复合电极三种类型。而玻璃电极是最为常用的指示电极，其电极电位随着溶液中氢离子浓度变化而变化。甘汞电极是较为常用的参比电极，在一定条件下其电极电位保持恒定不变，而与溶液中氢离子浓度无关。复合电极是把玻璃电极和甘汞电极组合而成。

（一）pH 计使用方法

（1）预热。接通电源，打开电源开关，预热 30 min。

（2）校正。仪器使用前要先校正。并非每次使用前都需校正，一般情况下，仪器在连续使用时，每天校正一次即可。具体的校正方法如下。

1）把选择开关旋钮调到 pH 档。

2）调节温度补偿旋钮，使旋钮白线对准溶液温度值。

3）把斜率调节旋钮顺时针旋到底（即调到 100% 位置）。

4）把用蒸馏水或超纯水清洗过的电极插入 pH = 6.86 的缓冲溶液中。

5）调节定位调节旋钮，使仪器显示读数与该缓冲溶液在该温度时的 pH 一致。

6）根据待测溶液的 pH 值来选择标准缓冲溶液（酸性选择 pH 4，碱性选择 pH 9）。先用蒸馏水或超纯水清洗电极，再把电极插入上述标准缓冲溶液中，调节斜率旋钮使仪器显示读数与该缓冲溶液在该温度时的 pH 一致。

7）重复以上操作，直至不用再调节定位或斜率调节旋钮为止；经校正后，定位调节旋钮和斜率调节旋钮应固定不动。

（3）待测溶液 pH 值测定。经校正过的仪器，即可用于测定待测溶液的 pH 值，具体测定方法如下。

1）每次测定前，需用新鲜的蒸馏水或超纯水冲洗电极头部，再用待测溶液清洗电极，并用滤纸吸干。

2）调节温度补偿旋钮至待测溶液的温度。

3）把电极浸入待测溶液中，用玻璃棒搅拌溶液，使待测溶液均匀后，待读数稳定，即可读出待测溶液的 pH 值。

（二）pH 计使用注意事项

（1）仪器的输入端必须保持高度清洁，电极插头不能经常拔下，以防止灰尘及水分浸入。

（2）使用前，必须用已知 pH 的标准缓冲溶液进行定位校正电极。

（3）取下帽后必须要注意，塑料保护栅内的敏感玻璃不能触碰手或其他硬物，以免被损坏。

（4）测量结束后，应及时把保护帽套上，且保护帽内应装上少量的补充液（3 mol/L KCl 溶液），使电极球泡保持湿润状态。

（5）若 pH 计测定结果与 pH 试纸测定结果不一致时，建议采用 pH 计的测定结果。

（6）避免长期把电极浸泡在蒸馏水中或蛋白质溶液和酸性氟化物中，并防止有机油脂与电极接触。

（7）电极禁止与洗涤剂、乙醇、丙酮、乙醚、酸性酶液体、过氧化氢及 1 mol/L 稀酸接触。

七、干燥箱

干燥箱是一种实验室常用的仪器设备，主要用于干燥样品，适用于科研单位、大专院校、化验室、医疗机构等做干燥、烘焙、灭菌消毒用，也可用于一般的恒温试验。根据干燥物质的不同，分为电热鼓风干燥箱和真空干燥箱。

（一）电热鼓风干燥箱

电热鼓风干燥箱又称"烘箱"，采用电加热方式进行鼓风循环干燥试验，其工作原理是通过鼓风，与外界空气相连。鼓风风机的作用是使干燥箱内的空气水平对流循环，使箱内空气吹送到电加热器上加热后送到工作室，然后由工作室吸入风机再吹到电热管上加热，不断循环加热的同时也使箱内温度更加均匀。工作室的热空气可对潮湿的试样物品加热，水分也会因加热变成水蒸气混入热风中。

1. 电热恒温鼓风干燥箱使用方法
（1）把需要干燥处理的物品放入干燥箱内，关好箱门。
（2）接通电源，把电源开关拨至"1"处，此时电源指示灯亮，投入正常测控状态，上排 PV 窗口显示测量值，下排 SV 窗口显示设定值。
（3）温度设定。当所需加热温度与设定值相同时，不需设定，反之则需设定。要想修改设定值时，请在正常的显示测量方式下，按一下功能键"SET"，PV 窗口显示"SP"，SV 窗口显示已设置的值，此时按加键▲向上调节设定值或按减键▼向下调节设定值，按"SET"键完成确认修改。
（4）设定结束后，各项数据长期保存。此时干燥箱进入升温状态，加热指示灯亮。
（5）当箱内温度接近设定温度时，加热指示灯忽亮忽熄，反复多次进入恒温状态。
（6）干燥结束后，把电源开关拨至"0"处。小心取出箱内物品以免烫手。

2. 电热恒温鼓风干燥箱注意事项
（1）干燥箱外壳必须有效接地，以保证使用安全。
（2）使用完毕后应将电源关闭。
（3）干燥箱无防爆装置，严禁放入易燃易爆物。
（4）干燥箱应放置在具有良好通风条件的室内，在其周围不可放置易燃易爆物。
（5）干燥箱内物品放置切勿过挤，必须留出适当空间，以利于热空气循环。
（6）箱体内外应经常保持清洁与卫生。
（7）当工作温度过高时，关机后应将箱门打开降低箱内温度以后再取出物品，以防烫伤。
（8）除可改变 SV、AL、Pb、Pk 等参数外，其他参数调整需专业人员进行操作。
（9）未经允许，不得随意拆卸箱体，倘若由此造成产品损坏，责任由使用者自行承担。

（二）真空干燥箱

真空干燥箱（简称"真空箱"），为台式结构，由箱体、内胆（工作室）、抽真空系统及温控系统四部分组成，广泛应用于生物化学、化工制药、医疗卫生、农业科研、环境保护等研究领域，作粉末干燥、烘焙以及各类玻璃容器的消毒和灭菌之用。特别适合具热敏性、易氧化分解和复杂成分物品进行快速高效的干燥处理。

1. 真空干燥箱使用方法

（1）需干燥处理的物品放入真空干燥箱内，将箱门关上，并关闭放气阀，开启真空阀，接通真空泵电源开始抽气，使箱内真空度达到 −0.1 MPa 时，关闭真空阀，再关闭真空泵电源。

（2）把真空干燥箱电源开关拨至"开"处，选择所需的设定温度，箱内温度开始上升，当箱内温度接近设定温度时，加热指示灯忽亮忽熄，反复多次，一般 120 min 以内可进入恒温状态。

（3）当所需工作温度较低时，可采用二次设定方法，如所需温度 60 ℃，第一次可设定 50 ℃，等温度过冲开始回落后，再第二次设定 60 ℃。这样可降低甚至杜绝温度过冲现象，尽快进入恒温状态。

（4）根据不同物品潮湿程度，选择不同的干燥时间，如干燥时间较长，真空度下降，需再次抽气恢复真空度，应先开启真空泵电源，再开启真空阀。

（5）干燥结束后应先关闭干燥箱电源，开启放气阀，解除箱内真空状态，再打开箱门取出物品。（解除真空后，如密封圈与玻璃门吸紧变形不宜立即打开箱门，经过一段时间后，等密封圈恢复原形后，才能方便开启箱门。）

2. 真空干燥箱使用及维护注意事项

（1）真空箱无防爆装置，不得放入易爆物品干燥。

（2）真空箱不需连续抽气使用时，应先关闭真空阀，再关闭真空泵电源，否则真空泵油要倒灌至箱内。

（3）每次使用结束后，应关闭电源，打开平衡口，待真空度回零后打开箱门（如遇打不开请等待 5 min 后再开，硬扳会造成门把手的损坏）。

（4）使用过程中，对真空泵而言，以"先开后关"为原则，即在工作时先开真空泵后打开真空阀，而在结束工作前先关真空阀再关真空泵，以防止真空泵油倒流室内。

（5）取出被干燥物时，请千万小心，以免烫伤。

（6）使用中如遇干燥物粉尘或过小颗粒状，或干燥物湿润水分大，导致泵油污染或乳化，影响正常抽真空或泵噪音增大，请根据实际使用情况更换真空泵油。

（7）乳化：真空泵观测窗上肉眼可见油水分离。

（8）污染：真空泵观测窗上肉眼可见油变深变黑，出气口有大量油烟。

（9）若长期停止使用，必须对仪器进行内、外清洁工作，拔掉电源插头，罩上塑料防尘套。

（10）若存放环境湿度过大，应定期（1 个月左右）通电加温进行驱湿处理。

（11）重新使用前或工艺要求改变，应进行控温精度的核对工作（参阅产品说明书）。

（12）除可改变 SV、AL、Pb、Pk 等参数外，其他控制参数调整需征求仪器公司服务中心同意或由专业人员进行调整参数操作。

（13）门封条老化失去弹性会导致箱门不密封，一般周期半年或一次，或长期使用 100 ℃以上应缩短周期。

八、托盘天平

托盘天平又称台秤，是一种可以快速称量物体的重量，但精确度不高的称量工具。一般托盘天平的称量准确度为 0.1 g。托盘天平是根据杠杆原理设计而成。其构造主要包括横梁、托盘、指针、刻度盘、标尺、平衡螺丝、游码、砝码等部件。

1. 托盘天平使用方法

（1）称量前先调节零点。操作方法为把游码拨到标尺的"0"位处，再观察指针是否停在刻度盘中间位置。如果不在中间位置，则可通过调节托盘下侧的平衡调节螺丝，使指针在离刻度盘的中间位置左右摆动大致相等时，此时天平处于平衡状态，此中间位置称为天平的零点。

（2）称量时，左盘放称量物，右盘放砝码。拿取砝码时要使用专用的镊子，先加大砝码，再加小砝码，最后调节游码，使指针在刻度盘的中间位置左右摆动大致相等为止，此时天平处于平衡状态，指针所停的位置称为停点。零点与停点相同时（零点与停点之间允许存在一个小格的偏差），砝码加游码的重量即是称量物的重量。

（3）称量结束后，应把天平砝码及游码复原。砝码要放回砝码盒内，游码要拨到标尺的"0"刻度处。

2. 托盘天平使用注意事项

（1）托盘天平严禁称量热的物品，注意不能称量超过其最大称量载荷的物品。

（2）称量物，尤其是有腐蚀性的化学品不能直接放置在托盘上，要根据称量物的性质选用称量纸、表面皿或其他玻璃容器。

（3）拿取砝码时必须要用专门的镊子，不能用手直接拿取。

（4）称量过程中要保持天平的整洁，及时清除洒落在托盘上的物品，不用时要加罩以防灰尘掉落在天平上。

（5）称量结束后，应把天平砝码及游码复原。砝码要放回砝码盒内，游码要拨到标尺的"0"刻度处，并将托盘取下放在同一侧，避免托盘天平来回摆动。

（6）保持天平室环境温度在 17～23 ℃，湿度在 50%～70%，防止阳光直射，进出随手关门。做到安静、防震、干燥、避光、整齐、清洁。

九、分析天平

分析天平是精确称量物质质量的精密仪器，其原理也是根据杠杆原理设计而成。一般包括等臂双盘天平、单盘天平和电子天平。由于电子天平采用弹性弹簧片作为支承点，并用数字显示代替指针显示，性能稳定、灵敏度高、精确度高、操作便捷，还具有自动校正，全量程范围实现去皮、累加、故障报警，并可与计算机、打印机相连，使称量、记录、计算自动化等优点，其在分析领域应用越来越广泛。药动学研究中一般使用电子天平作为精密称量的工具。

（一）分析天平称量方法

1. 直接称量法

天平调零后，把待称量物直接放在秤盘上，所得读数即为带称量物的质量。该称量法适用于一些性质稳定、不玷污天平的物品，如表面皿等容器，棒状或块状的金属及其他整块的不易潮解或升华的固体样品。操作时注意不能直接用手取放待称量物。

2. 差减称量法

差减称量法又称减量法，如果待称量的质量是不要求固定的读数，而只要求在一定的质量范围内，则可以采用差减称量法。该法适用于称量易吸水、易氧化，或易与 CO_2 作用的物质。通常把这类物质盛放在称量瓶中进行称量，操作方法如下：把适量待称量物装入称量瓶中，先在托盘天平上大概称取其质量，再在分析天平上称量其准确质量 m_1，取出称量瓶，在盛放待称量物的容器的上方，将称量瓶倾斜，打开瓶盖用其轻轻敲瓶口上部，使待称量物慢慢落入容器中。当倾出的待称量物已接近所需质量时，慢慢把瓶竖起，再用瓶盖轻敲瓶口上部，使粘在瓶口的待称量物落回瓶内，盖好瓶盖，再把称量瓶放回天平上称量，此时称得的质量为 m_2，两次质量之差（$m_1 - m_2$），即为所取待称量物的质量。如果第一次称得的质量未能达到所需要的质量范围，可再重复 1～2 次上述操作，直到达到要求。

3. 液体样品的称量

液体样品的准确称量较为麻烦。根据不同的样品，主要的称量方法有以下三种：

（1）性质较稳定、不易挥发的样品可以装在干燥的小滴瓶中用减量法称取，应预先粗测每滴样品的大致质量。

（2）较易挥发的样品可用增量法称量，比如称取浓盐酸试样时，可先在 100 mL 具塞锥形瓶中加 20 mL 水，准确称量后，加入适量试样，立即盖上瓶塞，再进行准确称量，然后即可进行测定（如用 NaOH 标准溶液滴定 HCl）。

（3）易挥发或与水作用强烈的样品采取特殊的方法进行称量，例如冰乙酸样品可以用小称量瓶准确称量，然后连瓶一起放入以盛有适量水的具塞锥形瓶，打开称量瓶盖，样品与水混匀后进行测定。发烟硫酸和浓硝酸样品一般采用直径约为 10 mm、带毛细管的安瓿球称取。已准确称量的安瓿球经火焰微热后，毛细管尖插入样品，球泡冷却后可吸入 1～2 mL 样品，然后用火焰封住管尖再准确称量。将安瓿球放入盛有适量水的具塞锥形瓶中，摇碎安瓿球，样品与水混合并冷却后即可进行测定。

（二）电子天平使用方法

（1）调整水平。在称量前观察天平水平仪水泡，如水平仪水泡偏移，则需调整水平调节脚，使水泡位于水平仪中心位置。

（2）开启、预热。接通电源，打开电源开关，预热 30 min。

（3）校准。如果电子天平放置时间较长，或放置位置移动、环境变化，为了获得精确的称量结果，使用天平前一般都应该对天平进行校准。校准时轻按天平校准按键使天平进入校准状态，用校准砝码进行校正操作。为了得到准确的校准结果，建议反复进行以上校准操作至少两次。

（4）称量。取下校准砝码，按归零按键，显示为零后，把待称量物放置于秤盘上，待读数稳定后，记录下该数字，即为带称量物的质量。

（5）称量结束后，应切断天平电源及清洁框罩内外，盖上天平罩等。

（三）电子天平使用注意事项

（1）称量前，检查天平是否处于水平位置，框罩内外是否清洁等。

（2）必须严格按照电子天平要求的预热时间进行预热。

（3）天平的门不要随意打开，开关天平时动作要轻、缓。

（4）待称量物品的温度要与天平相同，有腐蚀性或吸湿性的物质必须放在密闭容器内称量。

（5）如果电子天平长时间放置不用，应每隔一段时间通电一次，以保持电子天平内电子器件的干燥，特别是环境湿度较大时，更应经常通电。

（6）严禁超载称量。

（7）称量过程中读数时，必须关好天平两侧的门。

（8）称量结束后，应切断天平电源及清洁框罩内外，盖上天平罩等。

（9）保持天平室环境温度在 17～23 ℃，湿度在 50%～70%，防止阳光直射，进出随手关门。做到安静、防震、干燥、避光、整齐、清洁。

第五章 药代动力学分析方法

生物样品中药物及代谢产物的分析方法包括色谱法、放射性同位素标记法和微生物学方法等。应根据受试物的性质，选择特异性好、灵敏度高的测定方法。色谱法包括高效液相色谱法（HPLC）、气相色谱法（GC）和色谱－质谱联用法（如 LC-MS，LC-MS/MS，GC-MS，GC-MS/MS 方法）。在需要同时测定生物样品中多种化合物的情况下，LC-MS/MS 和 GC-MS/MS 联用法在特异性、灵敏度和分析速度方面有更多的优势。

对于前体药物或有活性（药效学或毒理学活性）代谢产物的药物，以及主要通过代谢从体内消除的药物，建立生物样品分析方法时应考虑测定原形药和主要代谢产物，考察物质平衡（mass balance），阐明药物在体内的转归。在这方面，放射性同位素标记法和色谱－质谱联用法具有明显优点。

应用放射性同位素标记法测定生物样品可配合色谱法，以保证良好的检测特异性。如某些药物难以用上述的检测方法，可选用其他方法，但要保证其可靠性。

方法学验证（Validation）是生物样品分析的基础。所有药代动力学研究结果，都依赖于生物样品分析，只有可靠的方法才能得出可靠的结果。应通过准确度、精密度、特异性、灵敏度、重现性、稳定性等研究，对建立的方法进行验证。制备随行标准曲线并对质控样品进行测定，以确保生物样品分析数据的可靠性。

一、生物样品分析方法的基本参数

生物样品分析方法的基本参数包括准确度、精密度、特异性、灵敏度、重现性、稳定性。现将相关的概念介绍如下。

1. 准确度
准确度指在确定的分析条件下，测得值与真实值的接近程度。

2. 精密度
精密度指在确定的分析条件下，相同基质中相同浓度样品的一系列测量值的分散程度。

3. 特异性
特异性是分析方法测量和区分共存组分中分析物的能力。这些共存组分可能包括代谢产物、杂质、分解产物、基质组分等。

4. 灵敏度
生物样品分析方法的灵敏度主要通过测定定量下限样品的准确度和精密度来表征。

5. 重现性

重现性指不同试验室间测定结果的分散程度，以及相同条件下分析方法在间隔一段短时间后测定结果的分散程度。

6. 稳定性

稳定性指一种分析物在确定条件下，一定时间内在给定基质中的化学稳定性。

7. 标准曲线

标准曲线反映了试验响应值与分析物浓度间的关系。应采用适当的加权和统计检验，用简单的数学模型来最适当地描述。标准曲线应是连续的和可重现的，应以回归计算结果的百分偏差最小为基础。

8. 提取回收率

提取回收率指分析过程的提取效率，以样品提取和处理过程前后分析物含量百分比表示。

9. 定量范围

定量范围包括定量上限（ULOQ）和定量下限（LLOQ）的浓度范围，在此范围内采用浓度 – 响应关系能进行可靠的、可重复的定量，其准确度和精密度可以接受。

10. 生物基质

生物基质是一种生物来源物质，能够以可重复的方式采集和处理。例如全血、血浆、血清、尿、粪、各种组织等。

11. 基质效应

基质效应指由于样品中存在干扰物质，对响应造成的直接或间接的影响。

12. 分析批

分析批包括待测样品、适当数目的标准样品和质控样品的完整系列。一天内可以完成几个分析批，一个分析批也可以持续几天完成。

13. 标准样品

标准样品是在生物基质中加入的已知量分析物配制的样品，用于建立标准曲线，计算质控样品和未知样品中分析物浓度。

14. 质控样品

质控样品即 QC 样品，指在生物基质中加入已知量分析物配制的样品，用于监测生物分析方法的重复性和评价每一分析批中未知样品分析结果的完整性和正确性。

二、生物样品分析方法的建立和验证

由于生物样品取样量少、药物浓度低、内源性物质（如无机盐、脂质、蛋白质、代谢产物）及个体差异等多种因素影响生物样品测定，所以必须根据待测物的结构、生物基质和预期的浓度范围，建立适宜的生物样品分析方法，并对方法进行验证。

分析方法验证分为全面验证和部分验证两种情况。对于首次建立的生物样品分析方法、新的药物或新增代谢产物定量分析，应进行全面方法验证。在其他情况下可以考虑进行部分方法验证，如生物样品分析方法在试验室间的转移、定量浓度范围改变、生物基质改变、稀少生物基质（动物组织样品）、证实复方给药后分析方法的特异性等。

应考察方法的每一步骤，确定从样品采集到分析测试的全过程中，环境、基质、材料或操作上的可能改变对测定结果的影响。

1. 特异性

必须证明所测定的物质是预期的分析物，内源性物质和其他代谢产物不得干扰样品的测定。对于色谱法至少要考察 6 个不同个体空白基质色谱图（动物空白基质可以不同批次混合）、空白生物样品外加对照物质色谱图（注明浓度）及用药后的生物样品（注明样品来源基质、用药后的时间）色谱图。对于以软电离质谱为基础的检测方法（LC-MS、LC-MS/MS 等），应注意考察分析过程中的基质效应，如离子抑制等。

2. 标准曲线与定量范围

根据所测定物质的浓度与响应的相关性，用回归分析方法（如用加权最小二乘法）获得标准曲线。通过加入已知浓度的分析物和内标到空白基质中，来制备各浓度的校正样品。标准曲线高低浓度范围为定量范围，在定量范围内浓度测定结果应达到试验要求的精密度和准确度。用至少 6 个校正浓度水平，不含空白样品（不含分析物和内标的处理过的基质样品）和零浓度样品（含内标的处理过的基质）建立标准曲线，应使用与待测样品相同的生物基质，定量范围要能覆盖全部待测浓度，不允许将定量范围外推求算未知样品的浓度。建立标准曲线时应随行空白生物样品，但计算时不包括该点。

3. 精密度与准确度

要求选择低、中、高 3 个浓度的质控样品同时进行方法的精密度和准确度考察。低浓度选择在定量下限附近，其浓度在定量下限的 3 倍或 3 倍以内；高浓度接近于标准曲线的上限，其浓度为定量上限的 75% 以上；中间选一个浓度。每一浓度每批至少测定 5 个样品，为获得批间精密度，应至少 3 个分析批合格。精密度用质控样品的批内和批间相对标准差（RSD）表示，RSD 一般应小于 15%，在定量下限附近 RSD 应小于 20%。准确度一般应在 85%～115% 范围内，在定量下限附近应在 80%～120% 范围内。

4. 定量下限

定量下限是标准曲线上的最低浓度点，要求至少能满足测定 3～5 个半衰期时样品中的药物浓度，或 C_{max} 的 1/20～1/10 时的药物浓度，其准确度应在真实浓度的 80%～120% 范围内，RSD 应小于 20%。应由至少 5 个标准样品测试结果证明。

5. 样品稳定性

根据具体情况，对含药生物样品在室温、冰冻或冻融条件下以及不同存放时间进行稳定性考察，以确定生物样品的存放条件和时间。还应注意储备液的稳定性以及样品处理后的溶液中分析物的稳定性。

6. 提取回收率

应考察高、中、低 3 个浓度的提取回收率，其结果应精密和可重现。

7. 基质效应

当采用质谱法进行生物样品分析时，应在方法学建立过程中考察基质效应。采用至少 6 批来自不同供体的空白基质来考察基质效应。对于每批基质，应该通过计算基质存在（由空白基质提取后加入分析物和内标而得），与不含基质的相应峰面积（分析物和内标的纯溶液）比值，计算每一分析物和内标的基质因子。进一步通过分析物的基质因子除以内标的基质因子，计算经内标归一化的基质因子。从 6 批基质计算的内标归一化的基质因子的变异系数不得大于 15%。应采用低、高浓度，每个浓度每批至少 5 个样品来考察基质效应。

8. 稀释可靠性

样品稀释不应影响准确度和精密度。应该通过向基质中加入分析物至高于标准曲线上限浓度，并用空白基质稀释该样品（每个稀释因子至少 5 个测定值），来证明稀释的可靠性。准确度和精密度应在 ±15% 之内。稀释的可靠性应该覆盖试验样品所用的稀释倍数。

9. 残留

方法开发期间应使残留最小化。方法验证期间应通过检测标准曲线定量上限浓度后测定空白样品来确定其残留，通常残留应不大于定量下限的 20%，且不超过内标的 5%。生物样品分析期间也应进行残留检测，如在测定高浓度样品后和分析下一个样品之前测定空白样品。

10. 微生物学分析

上述分析方法验证的很多参数和原则也适用于微生物学分析，但在方法验证中应考虑到它们的一些特殊之处。结果的准确度是关键的因素，如果重复测定能够改善准确度，则应在方法验证和未知样品测定中采用同样的步骤。

11. 组织分布样品

组织分布样品由于每种组织样本数目少，所以其分析方法只需验证选择性、批内精密度和准确度等。通常选择一两种代表性组织（如肝、肺、肾、小肠等）进行分析方法验证。

三、生物样品分析方法的应用

应在生物样品分析方法验证完成之后开始测试未知样品。推荐由独立的人员配制不同浓度的标准样品对分析方法进行考核。

每个未知样品一般测定一次，必要时可进行复测。药代动力学比较试验中，来自同一个体的生物样品最好在同一分析批中测定。

每个分析批应建立标准曲线，随行测定高、中、低 3 个浓度的质控样品，每个浓度至少双样本，并应均匀分布在未知样品测试顺序中。当一个分析批中未知样品数目较多时，应增加各浓度质控样品数，使质控样品数大于未知样品总数的 5%。质控样品测定结果的偏差一般应小于 15%，最多允许 1/3 质控样品的结果超限，但不能在同一浓度中出现。如质控样品测定结果不符合上述要求，则该分析批样品测试结果作废。

浓度高于定量上限的样品，应采用相应的空白基质稀释后重新测定。对于浓度低于定量下限的样品，在进行药代动力学分析时，在达到 C_{max} 以前取样的样品应以零值计算，在达到 C_{max} 以后取样的样品应以无法定量（ND）计算，以减小零值对曲线下面积（AUC）计算的影响。

第二编　头孢呋辛在家兔体内的药代动力学实验

实验一　方法建立：HPLC测定家兔血浆中头孢呋辛浓度

实验目的

（1）加深理解体内药物分析的理论知识、定量分析方法及原理。

（2）掌握血浆生物样本前处理方法。

（3）掌握 HPLC 的操作方法和注意事项。

（4）掌握标准曲线的制备方法及注意事项。

（5）熟悉生物样本分析方法验证的流程。

实验原理

（一）头孢呋辛的药理学基础

头孢呋辛酯在体内水解后释出头孢呋辛而发挥其抗菌活性，可用于敏感细菌造成的呼吸道感染、皮肤及软组织感染、淋病等的治疗。头孢呋辛酯脂溶性强，口服吸收良好，吸收后迅速在肠黏膜和门脉循环中被非特异性酯酶水解为头孢呋辛。本实验以对乙酰氨基酚为内标，建立 HPLC 法测定血浆中头孢呋辛的浓度。

（二）高效液相色谱-紫外检测法检测头孢呋辛的原理

生物样品中药物及代谢产物的分析方法包括色谱法、放射性同位素标记法和微生物学方法等。应根据受试物的性质，选择特异性好、灵敏度高的测定方法。色谱法包括高效液相色谱法（HPLC）、气相色谱法（GC）和色谱-质谱联用法（如 LC-MS，LC-MS/MS，GC-MS，GC-MS/MS 方法）。在需要同时测定生物样品中多种化合物的情况下，LC-MS/MS 和 GC-MS/MS 联用法在特异性、灵敏度和分析速度方面有更多的优势。

头孢呋辛的体内药物分析方法常用的有高效液相色谱－紫外检测法、紫外分光光度法、胶束电动毛细管色谱法、高效液相色谱－质谱法、胶束液相色谱法和微生物法等，其中高效液相色谱－紫外分析检测法是最常用的方法。

头孢呋辛酯/头孢呋辛钠属于 β－内酰胺类抗生素，分子含有 β－内酰胺环结构（图 2－1－1）。β－内酰胺环状 л－л* 吸收在 200 nm 以下，当侧链含有其他显色或助色基团时，可在 200 nm 以上产生吸收。临床应用中绝大多数 β－内酰胺类抗生素都有紫外吸收。

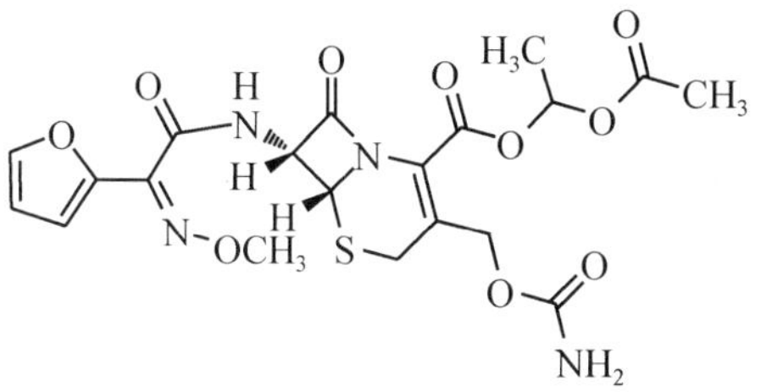

头孢呋辛酯

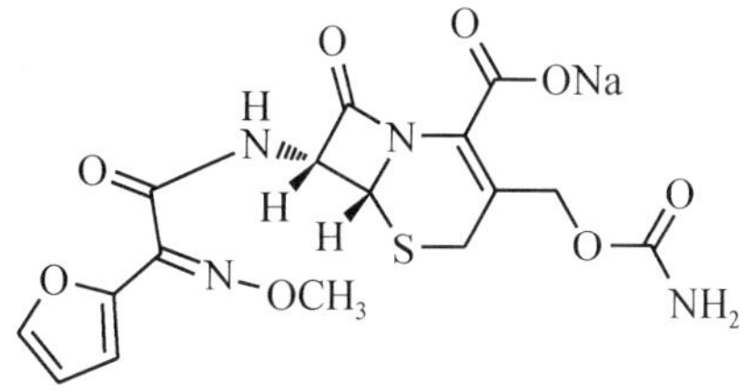

头孢呋辛钠

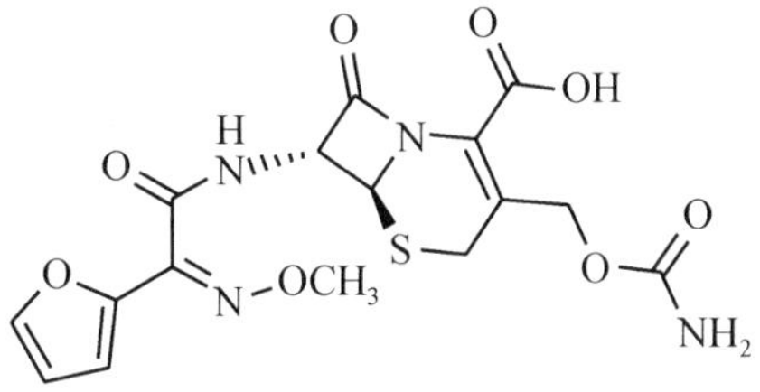

头孢呋辛

图 2－1－1　头孢呋辛酯、头孢呋辛钠、头孢呋辛结构式

（三）内标法原理

内标法是一种间接或相对的校准方法。在分析测定样品中某组分含量时，加入一种内标物质以校准和消除由于操作条件等的波动而对分析结果产生的影响，以提高分析结果的准确度。使用内标法时，在样品中加入一定量的标准物质，它可被色谱柱分离，又不受试样中其他组分峰的干扰，只要测定内标物和待测组分的峰面积与相对响应值，即可求出待测组分在样品中的含量。采用内标法定量时，内标物的选择是一项十分重要的工作。理想地说，内标物应当是一个能得到纯样的已知化合物，这样它能以准确、已知的量加到样品中去，它应当和被分析的样品组分有基本相同或尽可能一致的物理化学性质（如化学结构、极性、挥发度及在溶剂中的溶解度等）、色谱行为和响应特征，最好是被分析物质的一个同系物，最理想的是目标分析物的同位素化合物。

（四）生物样本处理方法

目前常用的生物样本前处理方法主要有蛋白沉淀法、液液萃取法、固相萃取法等，其目的均是为了除去生物样本中的大分子蛋白质杂质。

实验方法

（一）实验器材

主要有电子分析天平、pH 计、移液器（100 ~ 1 000 μL、20 ~ 200 μL、0.5 ~ 10 μL）、涡旋仪、离心机、真空干燥箱、高效液相色谱仪、自动进样器、色谱柱（Hypersil ODS 5 μm 柱，4.6 mm × 150 mm）等。

（二）标准品

目标物：头孢呋辛标准品。

内标物：对乙酰氨基酚标准品。

提供目标物、内标物标准品名称、批号、来源、质量、含量等信息，并做好相应管理记录。

（三）试剂

甲醇（色谱纯）、磷酸二氢钾（分析纯）、超纯水等。

（四）操作步骤

1. 溶液、样品制备

（1）0.05 M 磷酸二氢钾溶液。精密称取磷酸二氢钾 6.8 g，用超纯水溶解，并用超纯水定容至 1 L，超声 10 min 混匀，即得 0.05 M 磷酸二氢钾溶液，溶液置于冰箱中 4 ℃保存备用。

（2）内标物标准液。精密称取对乙酰氨基酚标准品 15.0 mg，先用少量溶液（甲醇/水 = 1/1，V/V）溶解，再用该溶液定容至 10 mL，充分摇匀，得浓度为 1.5 mg/mL 的储备液，放 4 ℃冰箱储存。取对乙酰氨基酚储备液 100 μL，加入溶液 900 μL（甲醇/水 = 1/1），得浓度为 150 μg/mL 的内标液。

（3）头孢呋辛标准储备液。精密称取头孢呋辛 10.0 mg，先用少量溶液（甲醇/水 = 1/1，V/V）溶解，再用该溶液定容至 10 mL，充分摇匀，得头孢呋辛浓度为 1.0 mg/mL 的储备液，放 4 ℃冰箱储存。

（4）标准曲线血浆样本制备。按表 2 - 1 - 1，取不同体积头孢呋辛储备液于 EP 管中，用稀释溶液（甲醇/水 = 1/1）进行稀释，制备一系列不同浓度的标准工作液（5 000 μL）。取 6 份空白血浆（80 μL），分别加入表 2 - 1 - 1 中不同浓度的头孢呋辛标准工作液 20 μL，对乙酰氨基酚内标液（150 μg/mL）10 μL，涡旋 10 s 混匀。

（5）质控血浆样本制备。按照表 2 - 1 - 2 制备低、中、高 3 个浓度的质控标准液。取不同浓度的质控标准液 20 μL，分别加入 80 μL 空白血浆中，加入对乙酰氨基酚内标液（150 μg/mL）10 μL，涡旋 10 s 混匀。每个浓度制备 2 份质控样本。

表 2-1-1　标准曲线血浆样本制备

试剂	管号					
	1	2	3	4	5	6
头孢呋辛储备液/μL	0	10	50	250	1 000	4 000
甲醇水溶液（1/1）/μL	5 000	4 990	4 950	4 750	4 000	1 000
总体积/μL	5 000	5 000	5 000	5 000	5 000	5 000
标准液浓度/μg·mL^{-1}	0	2	10	50	200	800
血浆终浓度/μg·mL^{-1}	0	0.4	2.0	10	40	160

表 2-1-2　质控血浆样本制备

试剂	管号		
	低	中	高
头孢呋辛储备液/μL	20	500	3 200
甲醇水溶液（1/1）/μL	4 980	4 500	1 800
总体积/μL	5 000	5 000	5 000
标准液浓度/μg·mL^{-1}	4	100	640
血浆终浓度/μg·mL^{-1}	0.8	20	128

（6）精密度和准确性。制备头孢呋辛 3 个浓度的质控样品（0.8 μg/mL、20 μg/mL 和 128 μg/mL）分别进行方法的精密度和准确度考察。每一浓度每批至少测定 5 个样品，为获得批间精密度，应至少 3 个分析批合格。

精密度用质控样品的批内和批间相对标准差（RSD）表示，RSD 一般应小于 15%，在定量下限附近 RSD 应小于 20%。准确度一般应在 85%～115% 范围内，定量下限应在 80%～120% 范围内。

（7）定量下限。定量下限是标准曲线上的最低浓度点（0.4 μg/mL），要求至少能满足测定 3～5 个半衰期时样品中的药物浓度，或 C_{max} 的 1/20～1/10 时的药物浓度，其准确度应在真实浓度的 80%～120% 范围内，RSD 应小于 20%。应由至少 6 个标准样品测试结果证明。

（8）提取回收率。制备质控浓度（0.8 μg/mL、20 μg/mL 和 128 μg/mL）的不同生物样品（每个浓度各 5 个样品），按下述"2. 血浆样本处理"步骤后，进行 HPLC 分析，得目标分析物峰面积为 A_1，峰面积经标准曲线换算得浓度 C。取空白生物基质数份，按下述"2. 血浆样本处理"步骤进行处理，用所得溶液配制质控浓度的头孢呋辛等标溶液（每浓度各 5 个样品），进行 HPLC 分析，得峰面积为 A_2；依"（A_1/A_2）× 100%"计算提取（绝对）回收率，依"（C/对应已知浓度）×100%"计算方法（相对）回收率。

（9）样品稳定性。根据具体情况，对含药生物样品（0.8 μg/mL、20 μg/mL 和

128 μg/mL）在室温、冰冻或反复冻融条件下以及不同存放时间进行稳定性考察，以确定生物样品的存放条件和时间。还应注意储备液的稳定性以及样品处理后的溶液中分析物的稳定性。

1）室温稳定性。头孢呋辛的质控样本（每个浓度各 5 个样本），在室温 25 ℃下放置 4 h 后，按下述"2. 血浆样本处理"方法处理样品后进样分析。

2）冻融稳定性。头孢呋辛的质控样本（每个浓度各 5 个样本），−20 ℃冰冻 24 h，取出融解完全，如此反复冻融 3 次，按下述"2. 血浆样本处理"项处理样品后进样分析。

3）长期稳定性。头孢呋辛的质控样本（每个浓度各 5 个样本），置于 −20 ℃冰箱中保存 30 天后，取出解冻，按下述"2. 血浆样本处理"项处理样品后进样分析。

4）萃取液稳定性。萃取液处理后进样器放置 12 h，再进样检测分析。

2. 血浆样本处理

（1）待测样本（标准曲线和质控血浆样本）涡旋 10 s，加入甲醇 300 μL，涡旋 1 min，静置 3 min。

（2）12 000 r/min 离心 10 min，取上清液 200 μL 常温真空干燥。

（3）待溶剂挥干后，加入 100 μL 甲醇水溶液（水/甲醇 = 8/2）溶解，涡旋 1 min，12 000 r/min 离心 5 min。

（4）取上清液 60 μL 至有内衬管的进样瓶（需检查内衬管底部是否有气泡，否则底部有气泡影响进样），进样 20 μL。

3. 色谱条件

（1）流动相：0.05 M 磷酸二氢钾/甲醇梯度洗脱，设置如表 2-1-3。

表 2-1-3　流动相梯度洗脱条件

时 间/min	0.05 M 磷酸二氢钾/甲醇
0～6	90/10
6～12	75/25
12～15	90/10

（2）检测波长：271 nm。

4. 结果记录

分别记录各标准样品及内标峰面积，计算获得标准曲线和质控样本的相应数据。具体参考本书第二编实验四。

实验注意事项

（1）注意甲醇、乙腈等有机溶剂的安全使用。

（2）操作过程中，注意加样吸头的更换，避免样品之间的污染。

（3）高效液相色谱仪的使用。

1）流动相必须预先脱气至少 30 min，可用超声波、机械真空泵或水力抽气泵脱气。

2）将配好的流动相接到流路中，开启泵起动开关，检测是否漏液。

3）严格防止气泡进入系统，吸液软管必须充满流动相。吸液管的烧结不锈钢过滤器必须始终浸在溶剂中，如变换溶剂，必须先停泵，再将过滤器移到新的溶剂瓶内，然后才能开泵使用。

4）溶剂的变换必须注意溶剂的极性和互溶性。当交换的溶剂与原溶剂能互溶时，从一种溶剂变换为另一种溶剂可直接用变换的溶剂彻底冲洗管路系统来实现；当交换的溶剂与原溶剂不能互溶时，必须注意它们的极性，要选择一种或两种溶剂都能互溶的溶剂（过渡溶剂）来冲洗管路系统，然后再用变换的溶剂来冲洗管路系统，才能实现溶剂的变换。

（4）需注意标准曲线中的样品浓度计算原则以及待测样品的稀释倍数计算原则。

（5）需注意标准曲线的作图规范性。

实验思考题

（1）内标法和外标法的原理，及各自的适用范围？

（2）生物样本分析时，为何要同时制备质控样本进行测定？

（3）通过查阅资料，说明生物样本前处理的常用方法有哪些？各自的优缺点有哪些？

实验目的

（1）掌握家兔静脉注射和灌胃口服的给药方法。
（2）掌握静脉留置针的操作与血液样本的采集、处理方法。
（3）熟悉药代动力学研究采血时间点设计及剂量选择原则。

实验原理

（一）头孢呋辛酯、头孢呋辛药代动力学特征

头孢呋辛酯脂溶性强，口服给药后，头孢呋辛酯被胃肠道吸收，并迅速被肠黏膜和血液中的非特异性酯酶水解，释放出头孢呋辛进入体循环。头孢呋辛广泛分布于细胞外液中。头孢呋辛酯水解后的酯部分则被代谢成乙醛和醋酸，头孢呋辛则以原形从尿中排泄。健康成人空腹单次口服头孢呋辛酯 0.5 g 后，头孢呋辛约 2 h 血浆药物浓度达到峰值，其浓度约为 4 μg/mL，消除半衰期为 1.2 ~ 1.6 h。进食后口服达峰时间（T_{max}）2.5 ~ 3 h，食物可促进其吸收，空腹和进食后口服的绝对生物利用度分别为 37% 和 52%。

头孢呋辛钠在胃肠道吸收不佳，故临床常采用肌肉注射、静脉注射或静脉滴注的方式给药。给药后头孢呋辛在体内分布良好，可分布至全身细胞外液，其消除半衰期（$t_{1/2\beta}$）为 1.1 ~ 1.5 h，血浆蛋白结合率约为 33%，血清蛋白结合率约为 50%。

（二）药代动力学研究采血时间点设计原则

采样点的确定对药代动力学研究结果有重大影响，若采样点过少或选择不当，得到的血药浓度 – 时间曲线可能与药物在体内的真实情况产生较大差异。给药前需要采血作为空白样品。为获得给药后的一个完整的血药浓度 – 时间曲线，采样时间点的设计应兼顾药物的吸收相、平衡相（峰浓度附近）和消除相。一般在吸收相至少需要 2 ~ 3 个采样点，对于吸收快的血管外给药的药物，应尽量避免第一个点是峰浓度（C_{max}）；在 C_{max} 附近至少需要 3 个采样点；消除相需要 4 ~ 6 个采样点。整个采样时间至少应持续到 3 ~ 5 个半衰期，或持续到血药浓度为 C_{max} 的 1/20 ~ 1/10。

（三）给药途径、给药剂量的选择原则

所用的给药途径和方式，应尽可能与临床用药一致，也要兼顾药效学研究和毒理研究的给药途径。动物体内药代动力学研究应设置至少 3 个剂量组，低剂量与动物最低有效剂量基本一致，中、高剂量按一定比例增加。不同物种之间可根据体表面积或药物暴露量进行剂量换算。主要考察在所设剂量范围内，药物的体内动力学过程是属于线性还是非线性，以利于解释药效学和毒理学研究中的发现，并为新药的进一步开发和研究提供信息。

（四）实验动物的选择原则

一般采用健康和成年的动物。常用动物有小鼠、大鼠、兔、豚鼠、犬、小型猪和猴等。动物选择的一般原则如下。

（1）首选动物。在考虑与人体药代动力学性质相关性的前提下，尽可能选择与毒理学和药效学研究相同的动物。

（2）尽量在动物清醒状态下进行试验，最好从同一动物多次采样获取药代动力学参数。

（3）创新性药物应选用两种或两种以上的动物，其中一种为啮齿类动物；另一种为非啮齿类动物（如犬、小型猪或猴等）。其他药物，可选用一种动物，建议首选非啮齿类动物。在动物选择上，建议采用体外模型比较动物与人代谢的种属差异性，包括代谢反应类型的差异和代谢产物种类及量的差异。通过比较，选取与人代谢性质相近的动物进行非临床药物代谢动力学评价；同时尽可能明确药物代谢的研究对象（如原形药物、原形药物与代谢产物，或几个代谢产物同时作为药代动力学研究观察的对象）。

（4）经口给药不宜选用兔等食草类动物。

（5）本实验选择家兔（新西兰兔）作为实验动物的原因：家兔相对温顺，体型较大鼠、小鼠大，对初步接触实验动物的学生而言，有利于保障操作的安全性和可行性等。因此，结合多年经验，并经综合考虑，本实验选择家兔作为实验动物。

实验方法

（一）实验器材

分析天平、研钵、婴儿秤、离心机、冰箱、各量程移液器（0.5 ～ 10 μL、20 ～ 200 μL、100 ～ 1 000 μL）及吸头、注射器、留置针、各种玻璃仪器、塑料离心管、开口器、导尿管、三通阀、兔固定箱等。

（二）实验材料

1. 动物
健康成年家兔，雌雄各半，体重 1.5 ～ 3 kg。

2. 药物与试剂（表2-2-1）

表2-2-1 药物与试剂

头孢呋辛酯片	0.25 g/片
注射用头孢呋辛钠	1.5 g/瓶
肝素钠注射液	12 500 单位/2 mL
氯化钠注射液0.9%	45 g/500 mL

肝素封管液：采用肝素钠注射液（12 500 U/2 mL）配置静脉留置针的封管液，250 mL生理盐水加肝素钠1支（12 500 U）配制，封管液浓度为100 U/mL。既要达到预防堵管的目的，又要考虑不出血。

肝素抗凝管（肝素化试管）制备：采用肝素钠注射液（12 500 U/2 mL）加入250 mL生理盐水配制后，将采血离心管装满，倾出，然后烘干。

（三）操作步骤

1. 药液配制

（1）头孢呋辛酯灌胃液（按灌胃体积10 mL/kg计算）。

1）2.5 mg/mL头孢呋辛酯灌胃液。取头孢呋辛酯片（0.25 g/片）2片置于研钵中，研成粉末，全部转移至烧杯中，加入200 mL水，在磁力搅拌器搅拌状态下，按25 mg/kg体重［即10 mL/kg，灌胃液体积（mL）/动物体重（kg）］量取药液。该浓度药液适用于25 mg/kg剂量组灌胃给药。

2）5 mg/mL头孢呋辛酯灌胃液。取头孢呋辛酯片（0.25 g/片）4片置于研钵中，研成粉末，全部转移至烧杯中，加入200 mL水，在磁力搅拌器搅拌状态下，按50 mg/kg体重［即10 mL/kg，灌胃液体积（mL）/动物体重（kg）］量取药液。该浓度药液适用于50 mg/kg剂量组灌胃给药。

3）10 mg/mL头孢呋辛酯灌胃液。取头孢呋辛酯片（0.25 g/片）8片置于研钵中，研成粉末，全部转移至烧杯中，加入200 mL水，在磁力搅拌器搅拌状态下，按100 mg/kg体重［即10 mL/kg，灌胃液体积（mL）/动物体重（kg）］量取药液。该浓度药液适用于100 mg/kg剂量组灌胃给药。

（2）头孢呋辛钠注射液（按注射体积不超过2 mL/kg计算）。

1）12.5 mg/mL头孢呋辛钠注射液。取注射用头孢呋辛钠粉针1瓶（1.5 g/瓶），用120 mL生理盐水溶解并全部转移至烧杯中，按25 mg/kg体重［即2 mL/kg，注射液体积（mL）/动物体重（kg）］量取药液。该浓度药液适用于25 mg/kg剂量组注射给药。

2）25 mg/mL头孢呋辛钠注射液。取注射用头孢呋辛钠粉针1瓶（1.5 g/瓶），用60 mL生理盐水溶解并全部转移至烧杯中，按50 mg/kg体重［即2 mL/kg，注射液体积（mL）/动物体重（kg）］量取药液。该浓度药液适用于50 mg/kg剂量组注射给药。

3）50 mg/mL 头孢呋辛钠注射液。取注射用头孢呋辛钠粉针 1 瓶（1.5 g/瓶），用 30 mL 生理盐水溶解并全部转移至烧杯中，按 100 mg/kg 体重 ［即 2 mL/kg，注射液体积（mL）/动物体重（kg）］ 量取药液。该浓度药液适用于 100 mg/kg 剂量组注射给药。

2. 动物实验

（1）捉持。用一只手抓家兔颈背部皮肤，将兔提起；另一手托其臀部，使兔呈坐位姿势。

（2）标号。根据性别给家兔标号，最合适的地方是耳部，一是容易观察，二是耳壳薄，血管相对较少，打"号"对兔子损伤小。打耳号可采用刺号或佩戴耳标等形式。为简化操作，保证刺号效果，提倡采用"家兔专用耳号钳"。兔用耳号钳，除配有号码字钉外，还配有英文字母钉。英文字母钉可作品种或产地的代号，按不同顺序编排号码字钉刺号，可表示兔子的出生年、月、和编号。

具体操作：刺号前先用酒精消毒耳部，然后用已装排好字钉的耳号钳夹住血管较少的部位，用力压紧耳号钳使刺钉穿过耳壳，然后细心取下耳号钳，立即在耳壳内部刺号的部位涂上醋墨（醋墨最好以醋代水，用墨锭研磨而成），数日后耳表墨斑脱落，显出清晰而永不消褪的字号。为减少打号给兔子带来的痛苦和感染疾病的危险，一般只需在一侧耳上打号。公、母兔可分别用单、双号或以左、右耳刺号来区别。耳号钳在使用前、后注意消毒。有些兔场为保护其种兔的信誉，以防假冒，可采用防伪耳标。

（3）称重。根据编号用婴儿秤称量家兔体重，并记录。

（4）留置针的放置。在兔耳选择合适的血管并剃毛，放置留置针，取出导管针，去除针套，转动针心使针头斜面向上，针头与皮肤呈 15°～30°角穿刺，见回血后，降低角度再将穿刺针推进 0.2～0.5 cm 穿刺。右手以拇指和食指夹紧导管针的护翼。右手固定导管针、左手拔出针心 0.5～1 cm，左手将外套管全部送入静脉。抽出针心，用专用胶布固定导管针。

（5）给药方式与血样采集（表 2 - 2 - 2）。

表 2 - 2 - 2　给药方式与血样采集

给药途径	给药部位	药物	药量	采血时间
i. v.	耳缘静脉缓慢注射	头孢呋辛钠溶液	25 mg/kg、50 mg/kg、100 mg/kg	0 min、5 min、10 min、15 min、30 min、45 min、1.00 h、1.50 h、2.00 h、3.00 h、5.00 h
p. o.	灌胃	头孢呋辛酯溶液		

1）耳缘静脉给药。

（a）将家兔置于固定箱内（或由一人固定）。

（b）用乙醇棉球涂擦兔耳，使血管扩张显露（图 2 - 2 - 1）。

（c）以手捏在耳根部压住静脉，使其充血。

（d）注入药液，推注时如有阻力，局部肿胀变白，表明针头不在血管内，须重新穿刺。注射量一般为 0.2～2 mL/kg 体重，不超过 2 mL/kg 体重，等渗液可达 10 mL/kg 体重。

（e）血样采集。于给药前（0 h）和给药后 5 min、10 min、15 min、30 min、45 min、1.00 h、1.50 h、2.00 h、3.00 h、5.00 h（共 11 点）各时间点于留置针取血，每次约 0.5 mL，每次取完用适量肝素封管液（100 U/mL）封管以防留置针管凝固。

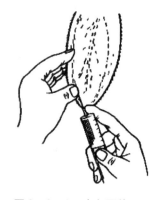

图 2 - 2 - 1　家兔耳缘静脉注射法

2）灌胃给药。

（a）将兔置于固定箱内，或由两人合作，一人坐好，将兔紧夹于两股（或固定于腋下）用一只手固定兔头。

（b）另一只手将开口器插入兔口，而后翻转几下，使兔舌伸直并固定之。

（c）另一人将导尿管从开口器中央孔插入口内，再慢慢插入食管和胃，深 15～18 cm。插管时感觉顺利，动物不挣扎也无呼吸困难出现，表示导尿管在胃内，为慎重起，将导尿管外端插入水中，如有气泡吹出，表示已误入气管内，应拔出重插，如未见气泡出现即证实在胃内。

（d）将药液注入（图 2 - 2 - 2）。灌注量一般为 10 mL/kg 体重。

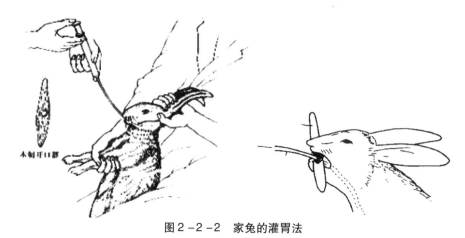

图 2 - 2 - 2　家兔的灌胃法

（e）血样采集。于给药前（0 h）和给药后 5 min、10 min、15 min、30 min、45 min、1.00 h、1.50 h、2.00 h、3.00 h、5.00 h（共 11 点），各时间点于留置针取血，每次约 0.5 mL，每次取完用适量肝素封管液（100 U/mL）封管以防留置针管凝固。

3）血液样本预处理。

（a）将血液样本置于肝素化试管中。

（b）3 500 r/min 离心 10 min 分离出血浆，-20 ℃ 避光保存至测定。

实验注意事项

1. 注意注射器使用的安全

接触血液、体液、分泌物时，需戴手套。禁止手持注射器随意走动，针头勿指向自己及他人。注射器使用完毕后应立即回套针帽，回套针帽时应细致操作以防被扎。注射器丢弃时应把注射器及针头分开置于锐器盒内。

2. 注意家兔捉持的正确操作

家兔性情一般较温顺而胆小，捉拿动作要轻。家兔两耳较长，但并不能承担全身重量，因此捕捉家兔不能抓其两耳，使其疼痛而挣扎。正确做法应该是一只手抓住颈部的被毛与皮，提起兔，然后用另一只手托住它的臀部，兔身的重量大部分落于手上。

3. 注意动物实验操作安全。

动物实验操作过程中需佩戴乳胶手套，应防止被家兔抓伤或咬伤，并注意防止被接触过家兔血液的针头扎伤，如发生上述情况应及时对伤口进行消毒，并于 24 h 内赴医院接种狂犬疫苗。

4. 血液采集应防止溶血和凝血

防止溶血：手术器械要干燥洁净，同时操作要小心轻柔，先把注射器回套针帽，取下针头，慢慢将血注入容器，也不要随意晃动采到的血液。

防止凝血：每次取血完用适量肝素封管液（100 U/mL）封管以防留置针管凝固，且收集血样的离心管应提前进行肝素化处理。

5. 家兔的处死及尸体处理方法

空气栓塞法：将空气注入动物静脉，使之很快栓塞而死。当空气注入静脉后，可在右心随着心脏的跳动使空气与血液相混致血液成泡沫状，随血液循环到全身。如进入肺动脉，可阻塞其分支，进入心脏冠状动脉，造成冠状动脉阻塞，发生严重的血液循环障碍，动物很快致死。这是最常用的一种方法。一般每只兔需注入 20～40 mL。实验后处死的动物应装入尸体专用垃圾袋内并交动物中心处理。实验动物禁止食用。

实验思考题

（1）静脉注射给药及灌胃给药应注意哪些问题？
（2）血样采集及血样处理应注意哪些问题？
（3）常用的家兔血样采集方法有哪几种，各自有哪些特点？通过查阅资料，新型血样采集方法有哪些？

实验目的

（1）了解生物样品的分析方法。
（2）掌握高效液相色谱 – 紫外检测法检测头孢呋辛的原理。
（3）掌握如何保证生物样本分析的质量。

实验原理

（一）生物样品的分析方法

生物样品中药物及代谢产物的分析方法包括色谱法、放射性同位素标记法和微生物学方法等。应根据受试物的性质，选择特异性好、灵敏度高的测定方法。色谱法包括高效液相色谱法（HPLC）、气相色谱法（GC）和色谱 – 质谱联用法（如 LC-MS，LC-MS/MS，GC-MS，GC-MS/MS 方法）。在需要同时测定生物样品中多种化合物的情况下，LC-MS/MS 和 GC-MS/MS 联用法在特异性、灵敏度和分析速度方面有更多的优势。

（二）高效液相色谱 – 紫外检测法检测头孢呋辛的原理

头孢呋辛的体内药物分析方法常用的有高效液相色谱 – 紫外检测法、紫外分光光度法、胶束电动毛细管色谱法、高效液相色谱 – 质谱法、胶束液相色谱法和微生物法等，其中高效液相色谱 – 紫外分析检测法是最常用的方法。

头孢呋辛酯/头孢呋辛钠属于 β – 内酰胺类抗生素，因分子含有 β – 内酰胺环结构，β – 内酰胺环状 $\pi - \pi^*$ 吸收在 200 nm 以下，当侧链含有其他显色或助色基团时，可在 200 nm 以上产生吸收。临床应用中绝大多数 β – 内酰胺类抗生素都有紫外吸收。

（三）生物样品分析质量的保证

应在生物样品分析方法验证完成之后开始测试未知样品。推荐由独立的人员配制不同浓度的标准样品对分析方法进行考核。每个未知样品一般测定一次，必要时可进行复测。药代动力学比较试验中，来自同一个体的生物样品最好在同一分析批中测定。

（四）生物样品测定数据溯源

应该采用经过 3Q 认证，即质量体系认证 IQ（安装验证）、OQ（操作验证）、PQ（性能验证）的分析仪器进行样本检测。应使用专用的记录本或记录纸并及时、规范地记录实验过程及数据，确保实验记录的完整、准确、清晰。操作人应签名，并注明日期。记录需要修改时，应保持原记录清晰可辨，注明修改理由，修改者签名，并注明日期。数据以电子文件形式产生、记录、处理、存储和修改时，应采用经过验证的计算机系统；记录所有操作以及操作的实验人员、时间；确保数据的真实、可靠及可溯源性。

实验方法

（一）实验器材

高效液相色谱仪、自动进样器、进样瓶、内衬管、色谱柱、分析天平、离心机、涡旋仪、pH 计、真空干燥箱、各量程移液器（0.5～10 μL、20～200 μL、100～1 000 μL）及吸头、塑料离心管等。

（二）试剂

色谱纯甲醇、色谱纯乙腈、分析纯磷酸二氢钾、超纯水等。

（三）操作步骤

1. 溶液制备

（1）0.05 M 磷酸二氢钾溶液。精密称取磷酸二氢钾 6.8 g，用超纯水溶解，并用超纯水定容至 1 L，超声 10 min 混匀，即得 0.05 M 磷酸二氢钾溶液，溶液置于冰箱中 4 ℃保存备用。

（2）内标物标准液。

精密称取对乙酰氨基酚标准品 15.0 mg，先用少量溶液（甲醇/水 = 1/1，V/V）溶解，再用该溶液定容至 10 mL，充分摇匀，得浓度为 1.5 mg/mL 的储备液，放 4 ℃ 冰箱储存。取对乙酰氨基酚储备液 100 μL，加入溶液 900 μL（甲醇/水 = 1/1），得浓度为 150 μg/mL 的内标液。

2. 血浆样本处理

（1）从冰箱取出待测样本，解冻后涡旋 60 s 混匀，吸取 100 μL 血浆至另一离心管中。

（2）加入对乙酰氨基酚内标液（150 μg/mL）10 μL，涡旋 10 s 混匀。

（3）加入甲醇 300 μL，涡旋 1 min，静置 3 min。

（4）12 000 r/min 离心 10 min，取上清液 200 μL 常温真空干燥。

（5）待溶剂挥干后，加入 100 μL 甲醇水溶液（水/甲醇 = 8/2）溶解，涡旋 1 min，12 000 r/min 离心 5 min。

（6）取上清液 60 μL 至有内衬管的进样瓶（需检查内衬管底物是否有气泡，否则底部有气泡影响进样），进样 20 μL。

3. 色谱条件

（1）流动相：0.05 M 磷酸二氢钾/甲醇梯度洗脱，设置如表 2 - 3 - 1。

表 2 - 3 - 1　流动相梯度洗脱条件

时间/min	0.05 M 磷酸二氢钾/甲醇
0～6	90/10
6～12	75/25
12～15	90/10

（2）检测波长：271 nm。

4. 结果记录

分别记录各待测样本中头孢呋辛及内标峰面积，将其代入标准曲线中（实验一）计算浓度。

5. 参数计算

参考本书第二编实验四。

实验注意事项

（1）注意冰冻血样的正确处理方法。血样从 - 20 ℃冰箱取出后须充分解冻再进行后续操作，以免药物分布不均匀。

（2）注意内标液的准确加入。本试验中，内标对乙酰氨基酚溶液的加入体积较小（仅 10 μL），吸头需插入液面以下再把内标溶液排出，并且要注意每次更换吸头。

（3）注意高效液相色谱仪的规范使用（详见本书第二编实验一）。

（4）注意超出标准曲线测定范围的样本的处理。浓度高于定量上限的样品，应采用相应的空白基质稀释后重新测定。对于浓度低于定量下限的样品，在进行药代动力学分析时，在达到 C_{max} 以前取样的样品应以零值计算；在达到 C_{max} 以后取样的样品应以无法定量（ND）计算。

实验思考题

（1）通过查阅资料，头孢呋辛的常用检测方法有哪些？各自有哪些优缺点？
（2）如何保障生物样本浓度测定结果的可靠性、重现性？

实验四 数据处理与结果分析报告：头孢呋辛在家兔体内的药代动力学实验

实验目的

（1）熟悉药代动力学数据处理方法。
（2）掌握药代动力学参数计算方法。
（3）熟悉药代动力学结果分析。

实验原理

（一）数据处理

1. 方法建立

（1）分析方法的详细描述。

（2）该方法所用对照品（被测药物、代谢产物、内标物）的纯度和来源。

（3）方法学验证描述及相关数据；描述测定选择性、准确度、精密度、回收率、定量限、标准曲线的试验并给出获得的主要数据。

（4）列出批内、批间精密度和准确度的详细结果。根据具体情况提供代表性的色谱图或质谱图并加以说明。

（5）需对所建立的方法学在实际分析过程中的优缺点进行评价。

2. 未知样品测定

（1）所用样品（受试物、代谢产物、内标物）的纯度和来源。

（2）样品处理和保存的情况，样品编号、采集日期、运输前的保存、运输情况、分析前的保存。信息应包括日期、时间、样品所处条件，以及任何偏离试验计划的情况。

（3）样品分析批的综合信息，包括分析批编号、分析日期、分析方法、分析人员、开始和结束时间、主要设备和材料的变化，以及任何可能偏离分析方法建立时的情况。

（4）用于计算结果的回归方程，分析样品时标准曲线列表，各分析批质控样品测定结果综合列表并计算批内和批间精密度、准确度，各分析批包括的未知样品，浓度计算结果。

3. 图谱

（1）应标出完整的、可溯源的信息。如分析日期、受试动物编码、研究周期、样品编号、分析物、标准曲线或质控样品的浓度、分析物和内标的色谱峰、峰高、峰面积等。

（2）列明自动积分的积分参数，若采用手动积分，应说明原因。

（3）应能提供全部受试物样品测试的色谱图或其他原始数据，包括相应分析批的标准曲线和质控样品的色谱图或其他原始数据。

4. 浓度数据取舍

（1）注明缺失样品的原因，重复测试的结果及原因。应对舍弃任何分析数据和选择所报告的数据说明理由。

（2）给药前血药浓度不为零的情况：如果给药前血药浓度小于 $C_{\max}$ 的 5%，则该例数据可以不经校正而直接参与药动学参数计算和统计分析。如果给药前血药浓度大于 $C_{\max}$ 的 5%，则该例的数据不应纳入分析。

（3）因出现呕吐而需剔除数据的情况：如果受试动物服用常释制剂后，在 $T_{\max}$ 中位数值两倍的时间以内发生呕吐，则该例数据不应纳入计算。如果使用调释制剂后，短于说明书规定的服药间隔时间内发生呕吐，则该例数据不应纳入计算。

5. 药代动力学参数等信息提供

（1）受试动物编号、给药周期、给药顺序、制剂种类。

（2）血药浓度和采血时间点。

（3）单次给药：AUC_{0-t}、$AUC_{0-\infty}$、$C_{\max}$，以及 $T_{\max}$、λ_z 和 $t_{1/2}$。

（4）稳态研究：$AUC_{0-\tau}$、$C_{\max,ss}$、$C_{\min,ss}$、$C_{av,ss}$、$T_{\max,ss}$，以及波动系数 $[（C_{\max,ss}-C_{\min,ss}）/C_{av,ss}]$ 和波动幅度 $[（C_{\max,ss}-C_{\min,ss}）/C_{\min,ss}]$。

（5）药动学参数的个体间、个体内和/或总的变异（如果有）。

6. 有关数据统计计算的要求

建议提供 AUC_{0-t}、$AUC_{0-\infty}$、$C_{\max}$（稳态研究提供 $AUC_{0-\tau}$、$C_{\max,ss}$）几何均值、算术均值、几何均值比值及其 90% 置信区间（CI）等。不应基于统计分析结果，或者单纯的药动学理由剔除数据。

7. 数据记录与保存

实验产生的全部数据结果及处理过程应全部记录并妥善保存，必要时接受检查。

（二）参数计算

1. 标准曲线

以已知浓度为横坐标，所得不同浓度的峰面积与内标峰面积之比为纵坐标，用加权最小二乘法（权重系数为 $1/x$ 或 $1/x^2$）进行回归运算，求得直线回归方程 $y=a+b\times x$（$R^2>0.99$）。标准曲线各浓度点的偏差均在可接受范围内，即最低在 ±20% 内，其余浓度在 ±15% 内。

2. 药动学参数

（1）采用非房室模型计算主要的药代动力学参数。包括达峰浓度（$C_{\max}$）、达峰时间（$T_{\max}$）、血药浓度–时间曲线下面积（AUC）、口服给药绝对生物利用度（F_{po}），表观分布容积（V_d 或 V_d/F）、消除半衰期（$t_{1/2}$）、清除率（CL 或 CL/F）和平均滞留时间（MRT）等。

（2）C_{max} 与 T_{max} 均取实测值。

（3）对药物浓度 – 时间曲线进行半对数作图，用最小二乘法对末端点进行线性回归处理，末端消除速率常数 $K_e = -2.303 \times$（对数血药浓度 – 时间曲线末端直线部分的斜率），$t_{1/2} = 0.693/K_e$。

（4）AUC_{0-t} 采用梯形法计算；$AUC_{0\to\infty} = AUC_{0-t} + C_t/K_e$，$C_t$ 为最后一个时间点 t 对应的血药浓度。

（5）$F_{po} = (AUC_{po, 0\to\infty} \times Dose_{iv}/AUC_{iv, 0\to\infty} \times Dose_{po}) \times 100\%$。

（6）CL 或 CL/F 为给药剂量/$AUC_{0\to\infty}$；V_d 或 V_d/F 为（CL）/K_e 或（CL/F）/K_e。

（7）$MRT = 1/K_e$。

也可利用 Excel、DAS 或 WinNonlin 等软件计算非房室模型或房室模型相应药代动力学参数。房室模型等相关各药代动力学参数计算方法详见《生物药剂学与药物动力学》教材。

（三）统计分析

数据处理软件为 Office Excel 或 SPSS。利用统计方法对剂量范围内体内药动学特征进行判断。

（1）给药剂量分别与 AUC 和 C_{max} 进行线性回归分析，获得相关系数。

（2）AUC 和 C_{max} 等剂量化后与不同剂量间的方差分析，判断剂量间的统计学意义。

（3）各组间 $t_{1/2}$、CL 或 CL/F、V_d 或 V_d/F 及 MRT 进行组间方差分析，$P < 0.05$ 为有统计学意义。

（4）各组间 AUC、C_{max}、$t_{1/2}$、CL 或 CL/F、V_d 或 V_d/F 及 MRT 等参数进行性别间方差分析，$P < 0.05$ 为有统计学意义。

（5）对不同给药途径相关参数进行方差分析，$P < 0.05$ 为有统计学意义。

（四）结果分析

（1）根据所获方法学参数，判断标准曲线、质控是否符合要求。

（2）根据所获药代动力学参数具体数据，分析药物的吸收、分布、消除等特性。

（3）根据不同剂量 AUC、C_{max} 和 $t_{1/2}$ 统计结果，判断药物的线性或非线性特征；也可以计算 AUC、C_{max} 各自与剂量之间的相关性。

（4）根据不同性别各药代动力学参数统计结果，判断药代动力学的性别差异。

（5）根据不同给药途径各药代动力学参数统计结果，判断药代动力学的给药途径差异。

（五）实验报告

实验报告反映实验设计、实施过程，对结果作出分析、评价的总结。应包含实验题目、实验人员、实验目的、实验设计、实验内容、实验过程、数据处理及计算统计方法、实验结果、结果分析、安全性评价、讨论与结论、参考文献、附件等内容。

实验报告的撰写必须真实、完整地描述事实；科学、准确地分析数据；客观、全面的评价结果，使得出的结论合理。

实验方法

（一）数据采集

（1）标准曲线。数据包括色谱图、峰面积比、实测浓度、实测浓度偏离度、线性方程、相关系数等。（表2－4－1）

（2）质控样本。数据包括色谱图、峰面积比、实测浓度（根据标准曲线计算）、实测浓度平均值、RSD、偏离度等。（表2－4－2）

（3）未知样本。数据包括色谱图、峰面积比，实测浓度（根据标准曲线计算）、实测浓度平均值、RSD，判断是否重测依据等。

表2－4－1 标准曲线示例

日期	序号	浓度/mg·L^{-1}					a（截距）	b（斜率）	R（相关系数）
		1	2	3	4	5			
2016 0606	理论值	0.400	2.000	10.000	40.000	160.000	-0.000 93	0.100 2	0.998 7
	权重（1/C^2）	6.25	0.25	0.01	0.00	0.00			
	目标物峰面积 A	5 502	25 940	144 304	571 715	2 312 503			
	内标物峰面积 B	139 143	138 147	136 991	148 924	138 970			
	峰面积比	0.04	0.19	1.05	3.84	16.64			
	实测浓度	0.404	1.883	10.523	38.324	166.088			
	偏离度/%	1.0	-5.8	5.2	-4.2	3.8			

标准曲线方程：$Y = -0.00093 + 0.1002X$，$R = 0.9987$。

表2－4－2 质控样本示例

样品编号	低浓度			中浓度			高浓度		
	1	2	3	1	2	3	1	2	3
目标物峰面积									
内标物峰面积									
峰面积比									
样本实际浓度									
样本理论浓度									
偏离度/%									

（二）数据复核

每个同学均至少要对本小组全部数据进行 1 次复核，做好复核记录。

（三）数据双输入

每个小组由两个同学分别输入数据，一个同学对全部输入数据进行 1 次复核比对，最终确定输入数据无误。做好输入、复核记录。

（四）数据上传

每个小组组长对本小组确定的浓度时间数据上传至老师指定的邮箱。各班长对本班上传情况进行监督、统计，确认全部结果均已上传后，及时通知全部同学下载、计算。（表 2 - 4 - 3、图 2 - 4 - 1）

表 2 - 4 - 3　浓度表示例

____只兔单次_____头孢呋辛_____mg/kg 后头孢呋辛的血药浓度 - 时间数据（μg/L）

给药剂量 /mg·kg^{-1}	受试动物 编号	时间/h										C_t/C_{max}
		0.08	0.17	0.25	0.50	0.75	1.00	1.50	2.00	3.00	5.00	%
	1											
	2											
	3											
	4											
	5											
	6											
	7											
	8											
	Mean											
	SD											
	RSD/%											
	Min											
	Median											
	Max											

注：T_{max} 之前浓度低于定量下限的浓度用 0 表示，T_{max} 之后浓度低于定量下限的浓度用 ND 表示。

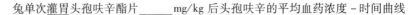

兔单次灌胃头孢呋辛酯片_____mg/kg 后头孢呋辛的平均血药浓度 – 时间曲线

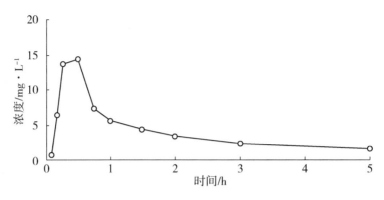

图 2 – 4 – 1 药时曲线示例

（五）数据计算

每个同学均可对全部确定的各班组的浓度时间数据各自进行计算、统计。（表 2 – 4 – 4）

表 2 – 4 – 4 药动学参数表示例

____只兔单次_____头孢呋辛_____ mg/kg 后头孢呋辛的药代动力学参数

受试动物编号	T_{max}/h	C_{max} /μg·L^{-1}	$t_{1/2}$/h	AUC_{0-t} /μg·L^{-1}·h	$AUC_{0\to\infty}$/ μg·L^{-1}·h^{-1}	K_a/ h^{-1}	CL/F /L·h^{-1}	V_d/F /L	MRT /h	F_r /%
1										
2										
3										
4										
5										
6										
7										
8										
Mean										
SD										
RSD/%										
Min										
Median										
Max										

（六）结果分析与总结报告的撰写

（1）每个同学均应在对本小组确定的数据各自进行计算、统计后，各自撰写结果分析与总结报告。

（2）有兴趣的同学可对全部确定的各班组的浓度时间数据各自进行计算、统计，并各自提供总体结果分析与总结报告。

（七）结果分析与总结报告的提交

每个同学应及时将各自的计算、统计结果及结果分析与总结报告发给负责老师。

（八）老师讲解

根据全部同学提交的数据处理、计算、统计结果及分析与总结报告，老师进行针对性点评，并进行系统全面的讲解。

实验注意事项

（1）数据的表达一定要规范，注意小数点后有效数字的统一。
（2）注意对全部数据（含参数）相应单位的复检检查，确认无误。
（3）应注重异常数据的选择，理由要充分，不能随意取舍。
（4）对计算的异常药动学参数应及时判断，检查是否存在计算错误或其他原因，并及时更正或作出合理解释。
（5）对数据结果的分析，应注重例数的选择，例数越多，结果与真实情况越相近。
（6）对数据结果进行全面判断，应选择与国内外相关文献比较，发现异同，并作出合理解释。

实验思考题

（1）通过查阅资料，请思考数据科学管理、溯源的必要性。
（2）请比较房室模型、非房室模型计算药动学参数各自的优缺点。
（3）请结合实际对本药代动力学实验课程提出合理性建议。

第三编　推荐的药代动力学实验

第一章　家兔静脉注射和肌内注射磺胺二甲基嘧啶的药代动力学实验

实验目的

（1）掌握静脉和肌内注射的给药方法。

（2）掌握血样的收集、处理方法以及分光光度计使用方法。

（3）掌握房室模型的判断及相关药代动力学参数的计算方法。

实验原理

磺胺二甲基嘧啶是传统应用的抗菌药和抗球虫药，其化学名为 2 -（对氨基苯磺酰胺基）- 4，6 - 二甲基嘧啶（图 3 - 1 - 1）。

家兔快速静脉注射 200 mg/kg 后，磺胺二甲基嘧啶的 V、CL 和 $t_{1/2\beta}$ 分剂为（0.7 ± 0.3）L/kg、（0.57 ± 0.24）L/（kg·h）和（1.6 ± 1.3）h。N_4 - 乙酰化代谢是磺胺二甲基嘧啶的主要消除方式，所给剂量 62.1% 以该方式消除，另有 12.7% ± 1.1% 和 2.8% ± 1.8% 药物以原形分别从肾脏和胃肠道排泄。

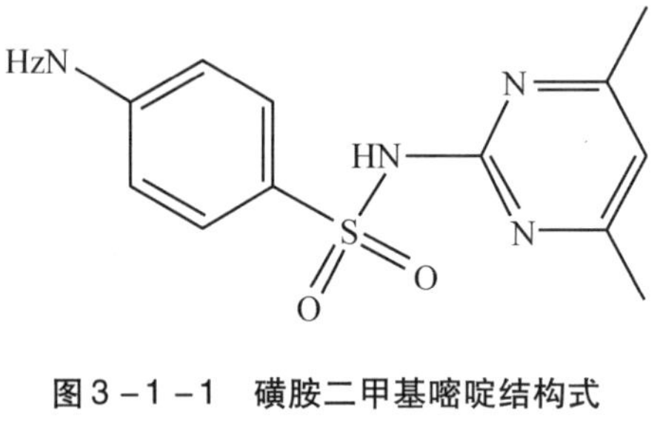

图 3 - 1 - 1　磺胺二甲基嘧啶结构式

分光光度法是通过测定被测物质在特定波长处或一定波长范围内光的吸光度或发光

强度，对该物质进行定性和定量分析的方法。在分光光度计中，将不同波长的光连续地照射到一定浓度的样品溶液时，便可得到与不同波长相对应的吸收强度。如以波长（λ）为横坐标，吸收强度（A）为纵坐标，就可绘出该物质的吸收光谱曲线。利用该曲线进行物质定性、定量的分析方法，称为分光光度法，也称为吸收光谱法。用紫外光源测定无色物质的方法，称为紫外分光光度法；用可见光光源测定有色物质的方法，称为可见光光度法。它们与比色法一样，都以 Lambert – Beer 定律为基础。Lambert – Beer 定律的数学表达式为 $A = \lg(1/T) = Kbc$，其中 A 为吸光度，T 为透射比，是透射光强度比上入射光强度，K 为摩尔吸收系数，它与吸收物质的性质及入射光的波长 λ 有关，c 为吸光物质的浓度，b 为吸收层厚度。因此，Lambert – Beer 定律是分光光度法用于物质定量分析的理论依据。

　　本实验根据磺胺二甲基嘧啶的伯胺结构与亚硝酸钠在酸性条件下发生重氮化反应，生成的重氮盐与 N – （1 – 萘）– 乙二胺产生偶合反应，生成紫红色的偶氮染料，于 530 nm 的波长处进行比色测定。

$$Ar – NH_2 + NaNO_2 + 2H^+ \longrightarrow [Ar – N_2]^+ + Na^+ + 2H_2O$$

实验方法

（一）实验器材

（1）仪器：721 型分光光度计或相应的分光光度计。

（2）动物：健康成年家兔，雌雄各半。体重 1.5 ～ 3 kg。

（3）药物：磺胺二甲基嘧啶（sulfamethazine，SM$_2$）：浓度为 25 μg/mL 的用于配制标准曲线，浓度为 100 mg/mL 的用于给药。

（4）试剂：25%（W/V）三氯醋酸溶液，新鲜配制的 0.5%（W/V）的亚硝酸钠溶液，0.5%（W/V）氨基磺酰胺溶液，0.05%（W/V）N –（1 – 萘）– 乙二胺（用 95% 乙醇配制，装棕色瓶避光），100 U/mL 肝素封管液。

（二）操作步骤

1. 标准曲线的制备

以吸收度为纵坐标、浓度为横坐标绘制工作曲线并计算回归方程（表 3 – 1 – 1）。

表 3 - 1 - 1 　 SM$_2$ 标准曲线制备所用试剂及步骤

试剂	管号								
	0	1	2	3	4	5	6	7	8
H$_2$O/mL	1.7	1.6	1.5	1.3	1.1	0.8	0.5	0.3	0.1
SM$_2$/mL	0	0.1	0.2	0.4	0.6	0.9	1.2	1.4	1.6
三氯醋酸	每管 0.3 mL，剧烈摇匀，静置 5 min								
亚硝酸钠	每管 2 滴，摇匀，静置 3 min								
氨基磺酰胺	每管 1 mL，摇匀，静置 2 min								
N -（1 - 萘）- 乙二胺	每管 2 mL，摇匀，5 min ～ 60 min 内测定								
吸收度（530 nm 中测定）									
SM$_2$ 含量/μg	0	2.5	5.0	10.0	15.0	22.5	30.0	35.0	40.0
相当于 SM$_2$ 血浓度/μg·mL^{-1}	0	25	50	100	150	225	300	350	400

2. 给药

给药途径、剂量及取血时间见表 3 - 1 - 2。

表 3 - 1 - 2 　 家兔静脉注射、肌内注射 SM$_2$ 钠盐剂量及采血时间

给药途径	给药部位	药物	药量	采血时间
i. v.	耳缘静脉缓慢注射	10% SM$_2$ 钠盐溶液	200 mg/kg	0 min、2 min、5 min、10 min、15 min、20 min、30 min、45 min、60 min、120 min
i. m.	臀部肌肉深度注射	10% SM$_2$ 钠盐溶液	200 mg/kg	0 min、5 min、10 min、20 min、30 min、40 min、60 min、80 min、100 min、120 min

3. 血样采集

参考本书第二编实验二的血样采集，采用留置针的方式采血，每次约 1 mL。

4. 血样本处理

用微量移液管吸取 0.2 mL 抗凝血置于装有 3.2 mL 蒸馏水的试管中（溶血），轻摇后静置 5 min，加入 0.6 mL 的三氯醋酸（沉淀蛋白），摇匀后静置 3 min。1 500 r/min 离心 5 min。取上清液 2 mL 置于另一支试管，加入亚硝酸钠 2 滴（重氮化反应），振摇后静置 3 min，加氨基磺酰胺 1 mL（破坏过剩的亚硝酸）。摇匀、静置 2 min。再加入 2 mL N -（1-萘）- 乙二胺（显色）。显色过程需要 5 min。显色后在 1 h 内测量（紫红色）。

5. 血药浓度测定

取经处理的紫红色样本（给药前的样本作参比）。在 721 分光光度计 530 nm 中测量。

6. 参数计算

参考本书第二编实验四。

实验注意事项

（1）注意家兔耳缘静脉注射的正确操作。家兔耳缘静脉沿耳背后缘走行。将覆盖在静脉皮肤上的毛拔去或剪去，可用水湿润局部，将兔耳略加搓揉或用手指轻弹血管，使兔耳血流增加，并在耳根将耳缘静脉压迫，以使其血管怒张。用左手食指和中指夹住静脉近心端，拇指和小指夹住耳缘部分，以左手无名指和小指放在耳下作垫，待静脉充盈后，右手持注射器使针头由静脉末端刺入，顺血管方向向心端刺 1～1.5 cm，放松左手拇指和食指对血管的压迫，右手试推注射器针芯，若注射阻力较大或出现局部肿胀，说明针头没有刺入静脉，应立即拔出针头，若推注不大阻力，可将药物徐徐注入，注射完毕后将针头抽出，随即以棉球压迫止血。

（2）注意家兔肌内注射的正确操作。通常在臀肌和大腿部肌肉注射。用左手固定注射部位的皮肤，将针头迅速刺入，按估计的深度，慢慢注入药液。要避免伤及大血管、神经和骨骼。当针头刺入后，要稍微回抽以确定不会有血液吸出来才能注射。

（3）注意区分给药侧与采血测耳朵。本试验中，静脉给药组采用耳缘静脉注射给药，而在非给药侧耳朵耳缘静脉采血，需对两只耳朵做好区分，切勿在同侧采血。

（4）注意超出标准曲线测定范围的样本的处理。若血药浓度过高，如在工作曲线的范围外，应用水稀释后测定。

（5）注意显色剂加入后样本的测定时间。加入显色剂［N－（1-萘）-乙二胺］后需在 5～60 min 内测定。

实验思考题

（1）肌内注射应注意哪些问题？
（2）除了本实验所用的比色法，检测磺胺二甲基嘧啶的常用方法还有哪些？
（3）一室模型与二室模型有何区别？

第二章 小鼠静脉注射、口服以及滴鼻冰片的药代动力学实验

实验目的

（1）掌握静脉注射、灌胃以及滴鼻的给药方法。
（2）掌握血样的收集、处理方法以及气相色谱仪使用方法。
（3）掌握房室模型的判断及相关药代动力学参数的计算方法。

实验原理

冰片（borneol）又名片脑、艾片、龙脑香等，是由菊科艾纳香茎叶或樟科植物龙脑樟枝叶经水蒸气蒸馏并重结晶而得，对闭证神昏、目赤肿痛，喉痹口疮、疮疡肿痛、溃后不敛等具有治疗作用，其化学名为内型－1，7，7－三甲基－二环 [2.2.1]庚－2－醇（图3－2－1）。冰片经黏膜比较容易吸收，小鼠鼻腔给药生物利用度为 90.7%，进入体内与葡萄糖醛酸结合后经肾排出体外，不易蓄积。小鼠灌胃给药，冰片消除半衰期约为 5.3 h。大鼠灌胃冰片后的达峰时间为 10～21 min，生物利用度约为 43.0%。

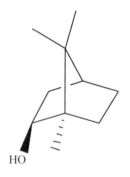

图3－2－1 冰片
结构式

气相色谱（GC）是一种利用物质的沸点、极性及吸附性质的差异，实现混合物分离的技术。待分析样品在汽化室汽化后被惰性气体带入色谱柱，由于样品中各组分的沸点、极性或吸附性能不同，每种组分都倾向于在流动相和固定相之间形成分配或吸附平衡。在这个过程载气在不断的流动，使样品组分在流动过程进行反复多次的分配或吸附/解附，在载气中分配浓度大的组分先流出色谱柱，而在固定相中分配浓度大的组分后流出，从而达到将混合物分离的效果。组分流出色谱柱后，传送到检测器，在检测器中将样品组分信息转变为电信号，电信号的大小与被测组分的量或浓度成比例，从而达到定量的要求。将这些信号放大并记录下来，就是色谱图，它包含了色谱的全部原始信息。在没有组分流出时，色谱图的记录是检测器的本底信号，即色谱图的基线。本实验根据气相色谱分离原理对生物样本进行分析。

实验方法

（一）实验器材

（1）仪器：气相色谱仪。

（2）动物：ICR 小鼠，雄性，体重 18 ～ 22 g。

（3）药物：冰片（Borneol），浓度为 800 μg/mL 的用于配制标准曲线，浓度为 300 mg/mL 的用于给药。

（4）试剂：滴鼻溶剂（生理盐水/乙醇/丙二醇 ＝ 40/30/30，$V/V/V$），1% 吐温 － 80 溶液，乙酸乙酯，正十八烷（n-octadecane），肝素封管液（100 U/mL）。

（二）操作步骤

1. 标准曲线的制备

以峰面积比为纵坐标、浓度为横坐标绘制工作曲线并计算回归方程（表 3 － 2 － 1）。

表 3 － 2 － 1　冰片标准曲线制备所用试剂及步骤

冰片标液浓度/μg·mL^{-1}	0	5	10	20	40	80	200	400	800
冰片标液体积/μL	0	10	10	10	10	10	10	10	10
内标标液浓度/μg·mL^{-1}	0	50	50	50	50	50	50	50	50
内标标液体积/μL	0	10	10	10	10	10	10	10	10
空白血浆体积/μL	100	90	90	90	90	90	90	90	90
冰片血浆样品浓度/μg·mL^{-1}	0	0.5	1.0	2.0	4.0	8.0	20.0	40.0	80.0

2. 给药

给药途径、剂量及取血时间见表 3 － 2 － 2。

表 3 － 2 － 2　ICR 小鼠口服、滴鼻、静脉注射冰片剂量及采血时间

给药途径	给药部位	药物	药量	采血时间
口服	胃	冰片的10%滴鼻溶剂溶液的1%吐温－80溶液	30 mg/kg	0 min、2 min、5 min、10 min、20 min、30 min、60 min、90 min、120 min、360 min
滴鼻	鼻子	冰片的滴鼻溶剂溶液（生理盐水/乙醇/丙二醇 ＝ 40/30/30，$V/V/V$）	30 mg/kg	0 min、2 min、5 min、10 min、20 min、30 min、60 min、90 min、120 min、360 min

续表 3 - 2 - 2

给药途径	给药部位	药物	药量	采血时间
静脉注射	尾静脉	冰片的10%滴鼻溶剂溶液的1%吐温-80溶液	30 mg/kg	0 min、2 min、5 min、10 min、20 min、30 min、60 min、90 min、120 min、360 min

3. 血样采集

将小鼠放在笼子上，用拇指和食指固定住头部，紧握颈部，压迫颈两侧，使眼突出，眶后静脉丛充血，右手持毛细管从眼内眦部，与面部成45°夹角，旋转刺入，固定身体，压住后肢，放松手指，调整毛细管，流畅出血，取血完成，立即除去颈部压力，拔出毛细管，用干棉花止血。每次采集100 μL，置于含有肝素的 EP 管（事先把100 U/mL 肝素封管液1滴置于 EP 管内，60 ℃烤干），轻轻晃动摇匀。4 000 r/min 离心10 min，取上清液于-20 ℃保存。

4. 血浆样本处理

取100 μL 血浆置于 EP 管中，加入10 μL 内标，涡旋1 min，加入90 μL 乙酸乙酯，涡旋1 min，10 000 r/min 离心10 min，取上清液，进样体积1 μL。

5. 血药浓度测定

表 3 - 2 - 3　气相色谱条件

柱温箱温度/℃	时间	其他参数	
100	5. 5 min	载气（N_2）	28 mL/min
100～200	30 ℃/min	注射器温度	250 ℃
200	5 min	检测器温度	300 ℃

以冰片峰面积与内标峰面积比值和标准曲线的浓度建立标准曲线，将血浆样品中冰片峰面积与内标峰面积比值代入标准曲线的公式计算出血浆药物浓度。

6. 参数计算

参考本书第二编实验四。

实验注意事项

（1）本次实验前，要求事先将所用仪器洗净，干燥待用，准备好肝素化的 EP 管。

（2）玻璃管采集血样的时候用圆润的一端，禁止用断面的尖端。

（3）动物实验过程需要带帆布手套避免动物咬伤。

实验思考题

（1）用于药动学实验的实验动物有哪些，各自有什么优点和缺点？
（2）气相色谱分析的适用条件是什么？
（3）冰片的检测方法还有哪些？
（4）小鼠的血样采集方法有哪些？

第三章 \\\\ 家兔灌胃给药对乙酰氨基酚的 药代动力学实验

实验目的

（1）掌握灌胃的给药方法。
（2）掌握血样的收集、处理方法以及高效液相色谱仪的使用方法。
（3）掌握房室模型的判断及相关药代动力学参数的计算方法。

实验原理

对乙酰氨基酚是临床上广泛应用的解热镇痛药，通过抑制下丘脑体温调节中枢前列腺素合成酶，减少前列腺素 PGE1、缓激肽和组胺的合成和释放，从而产生解热镇痛作用。该药血浆蛋白结合率为 25%，90%～95% 的在肝脏代谢。$t_{1/2}$ 一般为 1～4 h（平均为 2 h），主要以葡萄糖醛酸结合的形式从肾脏排泄，24 小时内约有 3% 以原形随尿排出。其化学结构如图 3 - 3 - 1。

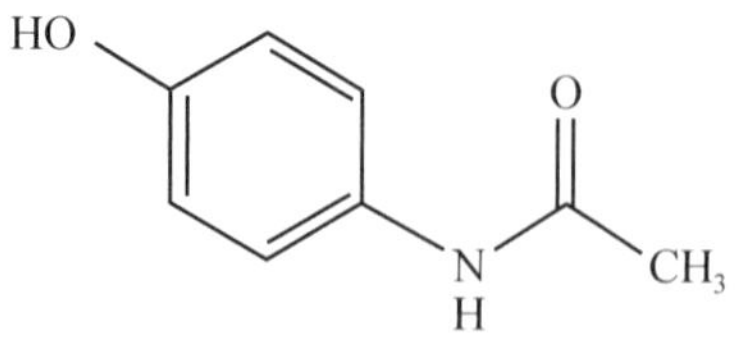

图 3 - 3 - 1 对乙酰氨基酚结构式

对乙酰氨基酚的含量测定方法有重量滴定法、紫外分光光度法、高效液相色谱法等。其中，高效液相色谱法具有专属性强，灵敏度高等特点。本实验采用反相高效液相分配色谱法，以 C_{18} 烷基键和硅胶为固定相，以甲醇为流动相，并根据对乙酰氨基酚含有苯环共轭基团，在 243 nm 处产生紫外吸收。因此，采用高效液相 - 紫外检测法测定对乙酰氨基酚在家兔体内的药代动力学参数。

实验方法

（一）实验器材

（1）仪器：高效液相色谱仪，Hypersil BDS 5 μm 色谱柱，4.6 mm × 250 mm。

（2）动物：健康成年家兔，雌雄各半，体重 1.5～3 kg。

（3）药物：对乙酰氨基酚标准品（中国药品生物制品检定所），对乙酰氨基酚混悬液。

（4）试剂。

1）流动相水相（0.05 M 磷酸二氢钾）配制方法：称取磷酸二氢钾（KH_2PO_4）6.8 g，加水定容至 1 000 mL，超声混匀。

2）对乙酰氨基酚母液的配置方法：精密称取对乙酰氨基酚标准品 20.0 mg，先用少量溶液（甲醇/水 = 1/1，V/V）溶解，再用该溶液定容至 10 mL，充分摇匀，得浓度为 2.0 mg/mL 的对乙酰氨基酚溶液。放 4 ℃冰箱储存。

3）间氨基苯酚内标液配制方法：采用 10% 的 $HClO_4$（V/V）配制与稀释，配制浓度为 1 mg/mL 的内标储备液置于 4 ℃冰箱。临用前稀释成 200 μg/mL 的内标工作液。

（二）操作步骤

1. 标准曲线的制备

采用内标法，以对乙酰氨基酚与内标峰面积的比值为纵坐标、浓度为横坐标绘制工作曲线并计算回归方程（表 3 - 3 - 1）。

表 3 - 3 - 1　对乙酰氨基酚标准曲线制备步骤

试剂	管号							
	0	1	2	3	4	5	6	7
对乙酰氨基酚母液/μL	0	5	10	20	100	500	1 000	2 000
甲醇水溶液（1/1）/μL	2 000	1 995	1 990	1 980	1 900	1 500	1 000	0
总体积/μL	2 000	2 000	2 000	2 000	2 000	2 000	2 000	2 000
标准液浓度/μg·mL⁻¹	0	5	10	20	100	500	1 000	2 000
血浆终浓度/μg·mL⁻¹	0	0.5	1.0	2.0	10	50	100	200

2. 给药

给药途径、剂量及取血时间见表 3 - 3 - 2。

表 3 - 3 - 2　家兔灌胃对乙酰氨基酚剂量及采血时间

给药途径	给药部位	药物	药量	采血时间
p. o.	灌胃	5 mg/mL 的灌胃液	50 mg/kg	0 min、10 min、30 min、1.00 h、1.50 h、2.00 h、3.00 h、5.00 h、7.00 h、9.00 h

3. 血样采集

参考本书第二编实验二的血样采集，采用留置针的方式采血，每次约 0.5 mL。

4. 血样本处理

采集全血后，3 000 r/min 离心 10 min，取上层血浆 50 μL，加入 30 μL 的间氨基苯酚内标工作液（200 μg/mL），加入 120 μL 10% 的 $HClO_4$（V/V）。涡旋 1 min，12 000 r/min 离心 10 min。

5. 血药浓度测定

取经处理的上清液进样。

流动相条件：水相（0.05M 的 KH_2PO_4）/甲醇 = 95/5（V/V）。

流速：1.5 mL/min。

检测波长：243 nm。

进样量：20 μL。

6. 参数计算

参考本书第二编实验四。

实验注意事项

（1）该实验流动相中含缓冲盐，进样完成后需用不同梯度的有机相和纯水将仪器的管路、泵、进样阀、色谱柱及检测器等部位充分冲洗干净。

（2）该实验样品前处理采用高氯酸沉淀蛋白法，离心完后取上清进样时需轻柔小心，确保样品溶液中不含固体颗粒或肉眼可见的沉淀物，防止固体颗粒或沉淀物进入管路后引起堵塞。

（3）流动相的水相应现用现配。

（4）本次实验前，要求学生事先将所用仪器洗净，干燥待用，准备好肝素化离心管。

（5）若血药浓度过高，如在工作曲线的范围外，先用空白血浆稀释后处理，然后测定。

（6）本次实验的时间较长，宜给药取血与测定分开进行（视实验条件定）。

实验思考题

（1）流动相中水相加入缓冲盐的作用是什么？

（2）高效液相 C_{18} 柱对化合物的分离原理是什么？色谱柱使用过程中应注意什么问题？

（3）在药代动力学的研究中，血样采集时间点的设计原则是什么？

（4）生物样本分析中方法学的验证包括哪些项目？

第四章　合并使用苯巴比妥对大鼠体内氨茶碱药代动力学影响的实验

实验目的

（1）掌握大鼠灌胃口服和腹腔注射的给药方法。

（2）掌握眼眶取血的操作与血液样本的采集、处理方法以及高效液相色谱使用方法。

（3）熟悉苯巴比妥与氨茶碱药物相互作用的原理。

实验原理

氨茶碱为茶碱与乙二胺复盐，其药理作用主要来自茶碱，乙二胺使其水溶性增强，其化学名为 1,3 – 二甲基 – 3,7 – 二氢 – 1H – 嘌呤 – 2,6 – 二酮 – 1,2 – 乙二胺盐二水合物，其化学结构式如图 3 – 4 – 1。氨茶碱对呼吸道平滑肌有直接松弛作用。

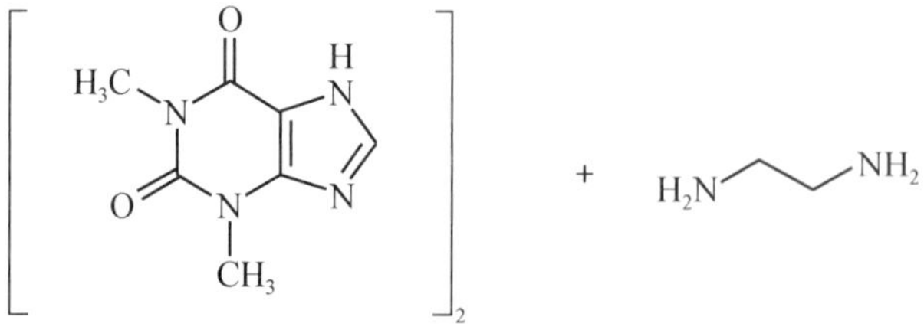

图 3 – 4 – 1　氨茶碱结构式

氨茶碱经口服、直肠或胃肠道外给药均能迅速被吸收。在体内氨茶碱释放出茶碱，后者的蛋白结合率为 60%。对于健康成人，氨茶碱表观分布容积（V_d）约为 0.5 L/kg，半衰期为 3～9 h。空腹状态下口服本品，在 2 h 血药浓度达峰值。本品的大部分以代谢产物形式通过肾排出，10% 以原形排出。研究表明，大鼠灌胃给予氨茶碱后，其代谢符合二室模型，半衰期约为 3.5 h。

氨茶碱在体内释放出茶碱，茶碱可被肝脏细胞色素 P450 同工酶 CYP3A4、CYP1A2代谢。苯巴比妥是 CYP 酶的强诱导剂，可诱导肝药酶，加快茶碱的肝清除率，使茶碱血药浓度降低。

茶碱目前常用的检测方法包括高效液相色谱 – 紫外检测法、紫外分光光度法、气相色谱法、放射免疫法、均相酶免疫分析法、均相荧光分析法。茶碱属于嘌呤类生物碱，具有嘌呤环结构。嘌呤环存在共轭双键，具有强的紫外吸收光谱。据报道，茶碱的最大吸收波长是 274 nm。

实验方法

（一）实验器材

（1）仪器：高效液相色谱仪、自动进样器、进样瓶、内衬管、色谱柱、分析天平、电子秤、离心机、涡旋仪、氮吹仪、冰箱、各量程移液器（0.5～10 μL、20～200 μL、100～1 000 μL）及吸头、注射器、灌胃针、毛细管、各种玻璃仪器、塑料离心管等。

（2）动物：健康成年 SD 大鼠，雌雄各半，体重 180～220 g。

（3）药物：氨茶碱片、苯巴比妥钠注射液。

（4）试剂：茶碱对照品、对乙酰氨基酚对照品、肝素封管液（100 U/mL）、色谱纯甲醇、分析纯氯仿、分析纯异丙醇、超纯水等。

（二）操作步骤

1. 溶液、样品制备

（1）茶碱标准储备液。精密称取茶碱对照品 10.0 mg，先用少量甲醇溶解，再用甲醇定容至 10 mL，充分摇匀，得浓度为 1 mg/mL 的储备液，放 4 ℃冰箱储存。

（2）内标物标准液。精密称取对乙酰氨基酚 10.0 mg，先用少量甲醇溶解，再用甲醇定容至 10 mL，充分摇匀，得浓度为 1 mg/mL 的标准工作液，放 4 ℃冰箱储存。

（3）标准曲线血浆样本制备。取不同体积茶碱储备液于 EP 管中，用稀释液溶液（甲醇/水 =1/1）进行梯度稀释，制备一系列不同浓度的标准工作液（1 000 μL）（表 3 - 4 - 1）。取 8 份空白血浆（90 μL），加入表 3 - 4 - 1 中不同浓度的茶碱标准工作液 10 μL，涡旋 1 min 混匀。

表 3 - 4 - 1　标准曲线血浆样本制备

试剂	管号							
	1	2	3	4	5	6	7	8
茶碱母液/μL	0	10	20	40	100	200	400	800
甲醇/水溶液（1/1）/μL	1 000	990	980	960	900	800	600	200
总体积/μL	1 000	1 000	1 000	1 000	1 000	1 000	1 000	1 000
标准液浓度/μg·mL^{-1}	0	10	20	40	100	200	400	800
血浆终浓度/μg·mL^{-1}	0	1	2	4	10	20	40	80

（4）质控血浆样本制备。按照表 3 - 4 - 2 制备低、中、高 3 个浓度的质控标准液。取不同浓度的质控标准液 10 μL，分别加入 90 μL 空白血浆中，涡旋 1 min 混匀。每个浓度制备 3 份质控样本。

表 3 - 4 - 2 质控血浆样本制备

试剂	管号		
	低	中	高
茶碱母液/μL	20	200	600
甲醇/水溶液（1/1）/μL	980	800	400
总体积/μL	1 000	1 000	1 000
标准液浓度/μg·mL^{-1}	20	200	600
血浆终浓度/μg·mL^{-1}	2	20	60

2. 给药

给药途径、剂量及取血时间见表 3 - 4 - 3。

表 3 - 4 - 3 对照组、试验组给药剂量及采血时间

组别	给药部位	药物	剂量	采血时间
对照组	灌胃	氨茶碱溶液	20.0 mg/kg	0 min、10 min、20 min、30 min、
试验组	灌胃	氨茶碱溶液	20.0 mg/kg	1 h、1.5 h、2 h、3 h、4 h、6 h、
	腹腔注射	苯巴比妥钠注射液	100.0 mg/kg	8 h、12 h、24 h

3. 血样采集

眼眶取血方法：将大鼠按压在鼠笼上，左手拇食两指从背部较紧地握住小鼠或大鼠的颈部，但应防止动物窒息。当取血时左手拇指及食指轻轻压迫动物的颈部两侧，使眶后静脉丛充血。右手持续接 7 号针头的 1 mL 注射器或长颈（3～4 cm）硬质玻璃滴管（毛细管内径 0.5～1.0 mm），使采血器与鼠面成 45°夹角，由眼内角刺入，针头斜面先向眼球，刺入后再转 180°使斜面对着眼眶后界。刺入深度 4～5 mm。当感到有阻力时即停止推进，同时，将针退出 0.1～0.5 mm，边退边抽。

按上述时间点眼眶取血 0.3 mL，置经肝素处理的离心管中，混匀，3 000 r/min 离心 10 min，分离血浆。

4. 血浆样本处理

（1）100 μL 血浆样品（标准曲线、质控、未知浓度样本），加乙酰氨基酚内标液（1 mg/mL）10 μL，涡旋 1 min 混匀。

（2）加 1 mL 氯仿/异丙醇混合液（95/5，V/V），涡旋 5 min。

（3）10 000 r/min 离心 10 min，取下层清液 800 μL，氮气吹干。

（4）加入 100 μL 流动相甲醇/水（25/75，V/V）复溶，涡旋 5 min。

（5）10 000 r/min 离心 10 min，取 20 μL 上清液，进样。

5. 血药浓度测定

采用高效液相色谱法对血浆中茶碱浓度进行检测。色谱条件为：流动相为甲醇/水（25/75，V/V），检测波长 274 nm，流速 1 mL/min，柱温 25 ℃，进样量 20 μL。

6. 参数计算

参考本书第二编实验四。

实验注意事项

（1）注意大鼠捉持及固定的正确操作。大鼠牙尖、性猛，在抓取方法不当而受到惊吓或激怒时易将操作者手指咬伤，所以不宜用袭击方式抓取。抓取大鼠前最好戴上防护手套。进行腹腔、肌肉、皮下注射等技术操作时，可采取左手固定法，用拇指和食指捏住鼠耳，余下三指紧捏大鼠背部皮肤，这样便可进行各种简单的实验操作；也可以用左手食指和中指放在颈背部的两侧，拇指和无名指放在胸前，分别用手指夹住左右前肢抓起来。

（2）注意大鼠灌胃给药的正确操作。操作者用一只手的拇指和中指从背侧伸入大鼠腋下，固定大鼠的手翻转，将大鼠头朝上，腹面对着操作者，同时食指抵住顶骨，确保食道平直；另一只手拿起准备好的灌胃注射器，大致定好灌胃针头应插到胃内后的位置。将灌胃针头由大鼠左侧口角，顺着上颚后壁插入咽部，轻轻移动灌胃针头前端，沿着平行于动物的纵轴，进入食道，没有抵触感，把灌胃针头插入胃部。若感到阻力或者动物挣扎时，应立即停止进针或将针拔出，稍作安抚后重新进行灌胃操作，以免损伤或穿破大鼠食道以及误入气管。

（3）注意大鼠腹腔注射给药的正确操作。大鼠的腹腔注射时，采取左手固定法，左手抓紧动物背部皮肤，使其腹部向上，且无法蹬腿，右手持注射器于左（或右）下腹部将针头刺入皮下，使针头向前推 0.5～1.0 cm，然后再以 45° 刺入腹腔，有突破感，固定针头，缓缓注入药液，为避免伤及内脏，可使动物处于头低位，使内脏移向上腹。

（4）注意大鼠眼眶取血的正确操作。若穿刺适当血液能自然流入毛细管中，当得到所需的血量后，即除去加于颈部的压力，同时，将采血器拔出，以防止术后穿刺孔出血。多次采血左右两眼轮换更好。

（5）大鼠做好标记，以区分对照组与试验组。本试验中，对照组单用氨茶碱组，试验组合并使用苯巴比妥与氨茶碱，需在给药前对大鼠做好标记，以示区分。

实验思考题

（1）氨茶碱的药时曲线呈几房室模型？为什么？

（2）除了本实验所用的高效液相法，检测氨茶碱的常用方法还有哪些？

（3）除了眼眶取血，常用的大鼠取血方法还有哪些？

（4）除了本实验所用苯巴比妥以外，临床上氨茶碱还会与哪些合用药物产生药物相互作用？

第五章　大鼠吸入和灌胃给药沙丁胺醇的药代动力学实验

实验目的

（1）掌握大鼠吸入和灌胃的给药方法。
（2）掌握血样的收集、处理方法以及高效液相串联质谱仪的使用方法。
（3）掌握房室模型的判断及相关药代动力学参数的计算方法。

实验原理

沙丁胺醇是传统应用的支气管扩张药，其化学名为 1 -（4 - 羟基 - 3 - 羟甲基苯基）- 2 -（叔丁氨基）乙醇，其化学结构如图 3 - 5 - 1。

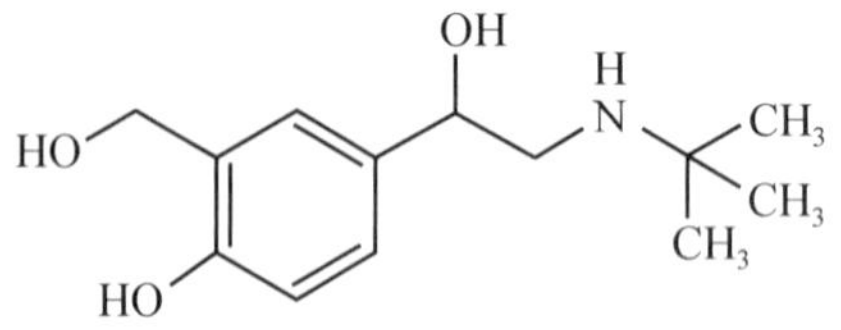

图 3 - 5 - 1　沙丁胺醇结构式

现临床上运用较多的剂型有吸入剂型和口服剂型。吸入沙丁胺醇后，10% ～ 20% 药物到达气道下部，被肺组织吸收进入肺循环发挥作用，但并不在肺部代谢。吸入剂型和口服剂型均主要通过肝脏代谢，以原形或以酚磺酸盐形式主要在尿中排泄，其半衰期为 4 ～ 6 h。

沙丁胺醇给药剂量低，片剂在临床上常用的成人剂量为 8 mg，每天 1 次或 2 次。沙丁胺醇气雾剂，由于吸入给药具有作用强、起效快的作用特点，临床上常用的成人剂量为每次吸入 100 μg，一天给药不超过 4 次。因该药体内血药浓度低，所以采用高效、灵敏的高效液相 - 串联质谱进行含量测定。

液质联用（HPLC-MS）又叫液相色谱 - 质谱联用技术，它以液相色谱作为分离系统，质谱为检测系统。样品经过液相分离后进入离子源被离子化，离子或者碎片离子在四级杆、离子阱、飞行时间以及傅立叶变换离子回旋共振等质量分析仪分离后，通过质量检测器检测得到了质谱色谱图，根据色谱峰面积的比值可以进行定量分析。液质联用体现了色谱和质谱优势的互补，将色谱对复杂样品的高分离能力，与 MS 具有高选择性、高灵敏度及能够提供相对分子质量与结构信息的优点结合起来，在药物分析、食品分析和环境分析等许多领域得到了广泛的应用。

实验方法

（一）实验器材

（1）仪器：高效液相串联质谱仪。

（2）动物：健康成年 SD 大鼠，雌雄各半，体重 180～220 g。

（3）药物：沙丁胺醇片、沙丁胺醇气雾剂，沙丁胺醇标准品。

（4）沙丁胺醇灌胃液：给药剂量为 12 mg/kg，按灌胃体积每只大鼠 1.0～2.0 mL 计算，加水配制成浓度为 2 mg/mL 的灌胃液。

（5）D_9 - 沙丁胺醇（内标）：工作液浓度为 2 ng/mL。

（6）试剂：色谱纯甲醇，MiliQ 水，1% 高氯酸甲醇溶液（含 20 mmol/L 的甲酸铵），20 mmol/L 的醋酸铵（pH = 8.0），0.2% 高氯酸甲醇溶液（含 4 mmol/L 的甲酸铵），甲醇/水（40/60，V/V）。

（二）操作步骤

1. 标准曲线的制备

以沙丁胺醇与内标的峰面积比值为纵坐标，浓度为横坐标绘制工作曲线并计算回归方程。方法如下。

（1）吸入给药。配制系列标准液，取 20 μL 加入 180 μL 血浆中，配制成血浆终浓度为 50、100、250、500、1 000、4 000、8 000、10 000 pg/mL 的标准液，其余处理方法同血浆样本的处理。

（2）口服给药。配制系列标准液，取 20 μL 加入 180 μL 血浆中，配制成血浆终浓度为 0.2、0.5、1.0、2.0、5.0、10.0、20.0 ng/mL 的标准液，其余处理方法同血样本的处理。

2. 给药

给药途径、剂量及取血时间见表 3 - 5 - 1。

表 3 - 5 - 1　大鼠吸入及灌胃沙丁胺醇的剂量及采血时间

给药途径	给药部位	药物	药量	采血时间
吸入	呼吸道吸入	沙丁胺醇气雾剂	6 喷	0 min、10 min、20 min、30 min、45 min、1 h、2 h、4 h、6 h、9 h
p. o.	灌胃	2 mg/mL 沙丁胺醇溶液	12 mg/kg	0 min、15 min、30 min、1 h、2 h、3 h、4 h、6 h、9 h、12 h、24 h、48 h

沙丁胺醇气雾剂的给药方法：将大鼠固定在一个容器中，仅暴露鼻子。在大鼠鼻子和雾化器之间放置一根直径为 2 cm，长 10 cm 的管子，以便大鼠吸入气雾剂。每只大鼠给予 6 喷。

3. 血样采集

参考本书第三编第四章的"血样采集"相关内容，采用眼眶取血的方式采血，每次约 0.5 mL。

4. 血样本处理

采集全血后，3 000 r/min 离心 10 min，根据不同的给药途径，取上层血浆 200 μL，加入甲醇/水（40/60，*V/V*）20 μL 及内标工作液 20 μL。涡旋，10 000 g 离心 5 min。

固相萃取柱分别予 1 mL 的 1% 高氯酸甲醇溶液（含 20 mmol/L 的甲酸铵）和 1 mL 的 20 mmol/L 的醋酸铵缓冲液（pH = 8.0）过柱。将血浆样品上样并过柱。然后分别予 1 mL 的水，1 mL 的甲醇/水（40/60，*V/V*）过柱。最后用 0.2% 高氯酸甲醇溶液（含 4 mmol/L 的甲酸铵）洗脱。收集该洗脱液，于 40 ℃ 的水浴中氮气吹干。残渣用甲醇/水（40/60，*V/V*）100 μL 溶解，取上清液进样 10 μL。

5. 血药浓度测定

取经处理的上清液进样 10 μL。

（1）质谱条件。三重四级杆质谱检测器，ESI 正离子模式。优化的质谱条件（API 3000）如表 3 - 5 - 2。

表 3 - 5 - 2　质谱条件

分析化合物	*MRM*（*m/z*）	去簇电压/V	碰撞电压/V	*FP*/V	*EP*/V	*CXP*/V
沙丁胺醇	240.2 → 148.1	25	27	225	10	10
D_9 - 沙丁胺醇	249.2 → 148.1	25	27	225	10	10

（2）液相条件。色谱柱为 SCX/C_{18} = 1/4，150 mm × 2.0 mm，5 μm；流动相为甲醇/水（含 20 mmol/L 的甲酸铵与 0.1% 的甲酸）= 85/15；流速为 0.3 mL/min；柱温 45 ℃，样品室温度 4 ℃。

6. 参数计算

参考本书第二编实验四。

实验注意事项

（1）本次实验前，要求学生事先将所用仪器洗净，干燥待用。

（2）固相萃取柱与接头应安装配合好，当发现系统总是达不到设定压力时，请检查各接头是否拧紧，气压盖密封垫是否平整。

（3）高效液相 - 串联质谱仪价格昂贵，应严格遵守操作规程，不熟练的学生切勿单独操作。

实验思考题

（1）气雾剂与片剂的体内药动学过程的差异？

（2）如何确定标准曲线的浓度范围？

（3）血浆样本的前处理方法有哪些？各有什么优缺点？

（4）液相质谱联用中，调节水相 pH 值的试剂选择原则是什么？常用的试剂有哪些？

第六章 加替沙星对肝药酶CYP1A2和CYP2C9的抑制作用实验

实验目的

（1）掌握基于底物探针法的P450酶抑制实验方法。
（2）掌握肝微粒体的制备方法。
（3）掌握LC-MS/MS的样品前处理方法及LC-MS/MS的使用方法。
（4）掌握IC_{50}值的计算方法。

实验原理

氟喹诺酮类药物在临床上广泛运用于治疗细菌感染，加替沙星（图3－6－1）是氟喹诺酮类药物的代表，抗菌谱广，对革兰氏阳性菌和革兰氏阴性菌均有效。其抗菌作用是通过抑制细菌的DNA旋转酶和拓扑异构酶Ⅳ，从而抑制细菌DNA复制、转录和修复过程。加替沙星口服吸收良好，且不受饮食因素影响，其绝对生物利用度为96%，药物浓度在服用1～2 h后达峰。消除半衰期为7～8 h，与剂量无关。本品主要由尿中排泄，72 h中排泄约为给药剂量的82%～88%，主要为原形药物，代谢产物很少。

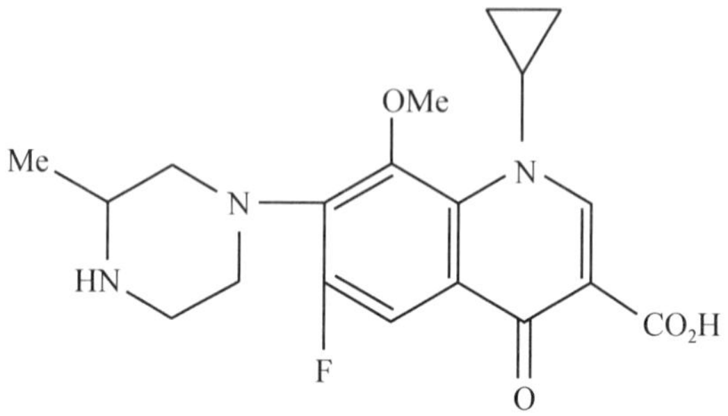

图3－6－1 加替沙星结构式

氟喹诺酮类药物对肝药酶具有抑制作用，其抑制作用强弱随氟喹诺酮的种类不同而异。因此，当氟喹诺酮类药物与临床上的药物如茶碱（主要由CYP1A2代谢）、华法林（主要由CYP2C9代谢）等合用时，会使得这些药物的代谢减慢，血药浓度升高，增加不良反应的发生率。因此测试氟喹诺酮类药物对肝药酶抑制作用对临床合理用药具有显著的指导意义。本实验就选取了氟喹诺酮类的一个代表药加替沙星，测试其对肝药酶 CYP1A2 和 CYP2C9 的抑制作用，作为加替沙星与临床上个体化差异比较大的药物合用时是否需要调整剂量的依据。

非那西丁是 CYP1A2 特异性底物，其代谢物是对乙酰氨基酚。不同浓度的加替沙星与肝微粒体和非那西丁孵浴一段时间后，可以通过液质联用的方法检测非那西丁的代谢物对乙酰氨基酚的含量来检测 CYP1A2 的活性，单位时间内对乙酰氨基酚的含量越多，说明非那西丁的代谢速度越快，酶的活性越高。单位时间内检测到对乙酰氨基酚的含量越少，则说明非那西丁的代谢速度越慢，酶的活性受到抑制。

甲苯磺丁脲是 CYP2C9 的特异性底物，其代谢物是对 4 - 羟基甲苯磺丁脲。不同浓度的加替沙星与肝微粒体和甲苯磺丁脲孵浴一段时间后，可以通过液质联用的方法检测甲苯磺丁脲的代谢物 4 - 羟基甲苯磺丁脲的含量来检测 CYP2C9 的活性，单位时间内 4 - 羟基甲苯磺丁脲的含量越多，说明甲苯磺丁脲的代谢速度越快，酶的活性越高；反之则低。

以加替沙星组的代谢产物峰面积与对照组相应峰面积比值计算抑制率，用计算公式分别求得加替沙星对 CYP2C9 和 CYP1A2 的 IC_{50} 值。

实验方法

（一）实验器材

（1）仪器：液质联用仪、电子天平、低速离心机、高速离心机、真空干燥箱、涡旋混合器、超纯水系统、水浴锅等。

（2）药物：加替沙星、非那西丁、甲苯磺丁脲、格列吡嗪、对乙酰氨基酚、4 - 羟基甲苯磺丁脲。

（3）试剂：磷酸钾溶液、NADPH、乙酸乙酯、乙腈、蔗糖、蔗糖溶液、焦磷酸钾溶液、Tris-HCl 缓冲液（含 20% 甘油）、6 M HCl 溶液、DTT。

（4）动物：健康成年 SD 大鼠，雄性，180～220 g，6 只。

（5）手术器械：剪刀、镊子、玻璃匀浆器。

（二）操作步骤

1. 鼠肝微粒体的制备

（1）溶液配制。

1）蔗糖溶液（2 L）：蔗糖 171.15 g（0.25 M），Tris-Base 2.4228 g（10 mM），EDTA 0.745 g（1 mM）。

2）焦磷酸钾溶液（0.5 L）：焦磷酸钾 19.219 g（0.1 M），EDTA 0.18612 g（1 mM）。

3）Tris-HCl 缓冲液含 20% 甘油（0.25 L）：Tris-Base 3.028 5 g（0.1 M），EDTA 0.009 3 g（0.1 M），DTT 250 μL（0.154 25 g 溶解于 10 mL 水，0.1 M）终浓度 0.1 mM，甘油 50 mL。

4）6 M HCl 溶液：将浓盐酸溶于等体积水溶液即为 6 M HCl 溶液。

（2）大鼠禁食 12 h 后（自由饮水），标记，称重，记录。

（3）所有试剂、器具于 4 ℃预冷。

（4）大鼠断头处死，剖腹取肝脏，肝组织用预冷的蔗糖溶液清洗，除净血污，用滤纸吸干。

（5）用预冷的剪刀将其剪成碎块，预冷的蔗糖溶液洗去血杂质 3 遍，加入蔗糖溶液（$W/V = 1/2$），在冰浴中用玻璃匀浆器匀浆。

（6）配平后，于 Beckman 多用途离心机（16 000 g），4 ℃离心 20 min。弃去沉淀，取上清液于 Beckman 超速离心机（100 000 g），4 ℃离心 60 min，不足用蔗糖溶液补足，保证离心管充盈。弃去上清液，沉淀用冰冷的焦磷酸钾缓冲液洗涤、混匀，于 Beckman 超速离心机（100 000 g），4 ℃离心 60 min（保证离心管充盈）。

（7）沉淀用二倍肝重 Tris-HCL 缓冲液混匀，分装于 EP 管中，500 μL/管（小剂量分装使冻存在 3 次以内）。BCA 法测定含量，标记，−80 ℃保存备用。

2. 肝药酶的抑制实验

反应体系的配制如表 3 − 6 − 1。

表 3 − 6 − 1　反应体系的配制

样品名称	终浓度
鼠肝微粒体	0.5 g/L
非那西丁	10 μmol/L
甲苯磺丁脲	100 μmol/L
加替沙星	0 mg/L、0.1 mg/L、1 mg/L、10 mg/L、100 mg/L、200 mg/L
NADPH	1 mmol/L
磷酸钾	100 mmol/L
总体积：200 μL	

将以上体系除了 NADPH 放 37 ℃孵浴 5 min，加入 NADPH 使得终浓度为 1 mmol/L，终体积为 200 μL，在 37 ℃水浴锅，孵浴 20 min，涡旋 2 s，加入 2 mg/L 格列吡嗪 40 μL 作为内标，涡旋 10 s，加入 1 mL 乙酸乙酯终止反应，振荡 2 min，3 000 r/min 于 4 ℃离心 10 min，转移有机相至另一个离心管中，在真空干燥箱中挥干，用 200 μL 乙腈重新溶解药物，取 10 μL 溶液于液质联用仪分析。

3. 液质联用检测

本实验采用液质联用的方法检测非那西丁的代谢物对乙酰氨基酚和甲苯磺丁脲的代谢物 4 − 羟基甲苯磺丁脲的含量来检测 CYP1A2 和 CYP2C9 的活性。高效液相色谱采用 C_{18} 柱（4.6 mm×100 mm，粒径大小 3.5 μm），流动相为乙腈/（0.1%）甲酸水（70/30，V/V），流速为 300 μL/min；质谱采用电喷雾离子化器，正负离子监测模式，离子源温度为 450 ℃，喷雾气体 10 个单位，Curtain gas 7 个单位，碰撞气体（氮气）2 个单位，每个样品跑 4.5 min。用于定量的碎片见表 3 − 6 − 2。

表 3-6-2   代谢产物及内标的质谱参数

P450 酶	底物	代谢产物	监测离子对	离子源	碰撞能量/eV
CYP1A2	非那西丁	对乙酰氨基酚	151.9 → 110.2	ESI$^+$	21
内标	格列吡嗪	—	446.5 → 321.3	ESI$^+$	19
CYP2C9	甲苯磺丁脲	4-羟基甲苯磺丁脲	285.0 → 186.2	ESI$^-$	-24
内标	格列吡嗪	—	444.5 → 319.1	ESI$^-$	-31

4. 参数计算

将加替沙星组的代谢产物和内标的峰面积比值（$r_{加替沙星组}$）除以空白对照组的峰面积相应比值（$r_{空白对照组}$）计算抑制率，以改良寇式法计算 IC_{50} 值：

$$抑制率 = 1 - \frac{r_{加替沙星组}}{r_{空白对照组}}$$

$$\lg IC_{50} = X_m - I\left[\frac{P - (3 - P_m - P_n)}{4}\right]$$

式中，X_m 为 $\lg C_{最大}$，C 为浓度，I 为 $\lg(C_{最大}/C_{相邻})$，P 为抑制率之和，P_m 为最大抑制率，P_n 为最小抑制率。

实验注意事项

（1）NADPH 需要现配现用并且放置冰上进行操作。

（2）实验前将水浴锅温度设置为 37 ℃，并用温度计进行检测看实际温度和显示温度的一致性，避免温度对实验的影响。

（3）避免反复冻融肝微粒体造成酶活性的降低，并且均需要在冰上操作。

（4）第一次离心后上清液可转入 EP 管（预冷）-80 ℃ 冻存过夜，第二天冰上复苏、涡旋，再进行后续操作。

（5）实验前准备好相应的试剂仪器等并做好标记避免实验中混乱搞错样品。

实验思考题

（1）药物在体内相互作用的类型有哪些？请各举一例。

（2）你认为要保证本实验的成功，应该注意哪些细节？

（3）根据本实验的真实结果，请谈谈你对加替沙星的临床合理用药有什么建议？

（4）为什么检测非那西丁的代谢物对乙酰氨基酚需要在质谱用正离子模式，而检测甲苯磺丁脲的代谢物 4-羟基甲苯磺丁脲需要在质谱用负离子模式？

（5）P450 酶活性的抑制实验还有哪些？

第七章 \\\ 磺胺嘧啶（SD）在家兔体内的肾清除率的测定实验

实验目的

（1）了解肾清除率测定的意义。

（2）掌握测定磺胺嘧啶的肾清除率的原理及方法。

实验原理

肾清除率是指两肾在单位时间（每分钟）内能将多少毫升血浆中所含某种药物完全清除出去，这个被完全清除了某药物的血浆毫升数就称为该药物的肾清除率。可通过尿药排泄速率与血药浓度的比例关系计算。其单位为 mL/min 或 L/h。测定肾清除率不仅可了解肾脏的功能状态，还可以测定肾小球滤过率、肾血流量和推测肾小管的转运功能。

$$CL_r = \frac{U \cdot V}{P}$$

式中，CL_r 为肾清除率，U 为药物在尿中的浓度，V 为每分钟的尿量，P 为药物在血浆中的浓度，$U \cdot V$ 为单位时间尿中药物的排泄量。

测定肾清除率：将药物做静脉输注，当血药浓度和肾清除达到平衡时，定期收集尿液，求出尿量（V）和尿中药物浓度（U），在集尿期的中点时间取血，求出血浆浓度（P），代入上述公式，求出肾清除率值。为使血药浓度迅速达到稳态，可先静脉注射一定剂量药物，然后滴注维持量的药物，以维持稳态血药浓度。

紫外分光光度法原理见本书第三编第一章相关内容。

实验方法

（一）实验器材

（1）器材：手术台，静脉输液胶管，膀胱插管，红外线灯，离心机，紫外分光光度计，搪瓷盘，5 mL 离心管，10 mL 试管，吸管（0.25 mL、5 mL），烧杯（250 mL、500 mL），注射器（5 mL、10 mL、50 mL），眼科剪刀，眼科镊，普通中号镊子，止血钳，手术刀片，精密 pH 试纸等。

（2）试剂：0.5% $NaNO_2$，0.5% 氨基磺酸铵，0.1% 二盐酸萘乙二胺，20% 三氯醋酸，生理盐水，肝素封管液（100 U/mL），灭菌注射用水，4% 戊巴比妥钠，5% 葡萄糖氯化钠注射液，SD-Na 注射液，0.16% SD-Na 葡萄糖氯化钠注射液。

（3）动物：健康成年家兔，雌雄各半，体重 1.5～3 kg。

（二）操作步骤

1. 标准曲线的制备

配制 0.5 mg/mL 浓度的 SD 储备液，分别取 0 mL、0.5 mL、1.0 mL、1.5 mL、2.0 mL、2.5 mL、3.0 mL、3.5 mL、4.0 mL 置 50 mL 量瓶中，加水至刻度，配成溶液为 0 μg/mL、5 μg/mL、10 μg/mL、15 μg/mL、20 μg/mL、25 μg/mL、30 μg/mL、35 μg/mL、40 μg/mL 的标准溶液。分别吸取各标准液 0.25 mL 及血浆（或空白尿）0.25 mL 置离心管中，加蒸馏水 3.75 mL、20% 三氯醋酸 0.75 mL，2 500 r/min 离心 20 min。吸取上清液 2 mL 置另一试管中，加 0.5% $NaNO_2$ 0.2 mL，摇匀；4 min 后加 0.5% 氨基磺酸铵 1 mL，摇匀；5 min 后加 0.1% 二盐酸萘乙二胺液 1 mL，摇匀。紫外分光光度计 540 nm 处测定吸光度，以零号管作空白。以吸光度对浓度作图，得 SD 血药浓度或尿药浓度标准曲线。

2. 样本采集操作过程

（1）灌胃。取健康家兔（体重 1.5～3.0 kg）1 只，禁食 12 h 后，称重，用 37 ℃ 温水（40 mL/kg）灌胃。

（2）麻醉。耳缘静脉滴注 4% 戊巴比妥钠（0.5～0.6 mL/kg）麻醉后，背位交叉固定于手术台上。

（3）补充体液。耳缘静脉滴注 5% 葡萄糖氯化钠注射液 [0.34 mL 或 8 滴/（min·kg）]。

（4）膀胱插管。剪去下腹部毛，在耻骨上方正中线切开皮肤 4 cm 左右，分离皮下组织及肌层，暴露膀胱。找出输尿管，结扎尿道，在膀胱腹侧避开血管做 1 cm 长切口，插入膀胱插管，切口周围做荷包缝合，扎紧，缝合腹部。

（5）观察尿量。每 3～5 min 测量 1 次，直至尿量稳定。

（6）待尿量稳定后，用量筒收集空白尿样，在集尿的中点时间取血，从耳缘静脉取空白血样，记录尿量并测定其 pH 值。

（7）从耳缘静脉注射首剂量的 SD-Na 注射液，然后滴注维持剂量 [0.34 mL 或 8 滴/（min·kg）]。

（8）约 30 min 后开始定期集尿及取血，根据尿量决定集尿间隔时间（10～30 min），在集尿的中点时间取血，记录尿量及 pH 值。

3. 血药浓度及尿药浓度的测定

取血浆或尿液 0.25 mL，加蒸馏水 4 mL、20% 三氯醋酸 0.75 mL，以下按标准曲线绘制项下同法操作，以空白血样（尿样）作空白，从标准曲线求出血浆或尿中 SD 的浓度。

4. 数据处理与参数计算

记录测得的血药浓度及尿药浓度数据（表 3 - 7 - 1），并根据公式计算肾清除率。

表 3 - 7 - 1 大鼠血药浓度及尿药浓度数据记录

编号	取样时间	血样吸光值	血药浓度 P/ $\mu g \cdot mL^{-1}$	尿样吸光值	尿药浓度 U/ $\mu g \cdot mL^{-1}$	尿量 V/ $mL \cdot min^{-1}$	CL_r/ $mL \cdot min^{-1}$	CL_r/kg	CL_r/kg 平均值

注：家兔体重：_____kg。

实验注意事项

（1）选择耳缘静脉明显的家兔，体重 2.4～2.8 kg，用适量温水灌胃，以保持尿量。

（2）耳缘静脉注射可采用 6 号针头，从耳朵根部起注入，注射前用酒精棉球揩擦，使血管暴露，防止针头插入皮下组织或脱落。

（3）耳缘静脉注射用输液夹控制滴数，输注管中不得有气泡，可在滴停状态下插针，实验过程中注意滴注的变化。

（4）膀胱插管时注意结扎尿道，以免尿液从管外流出，插管口最好正对着输尿管在膀胱的入口处，但不要紧贴膀胱壁而堵塞输尿管。

（5）取血亦可采用心脏取血或颈静脉插管取血等。针管事先用抗凝剂处理，烘干。血液转移至离心管时应沿管壁自然流下，以免溶血。离心后的血浆置冰箱保存。

（6）实验除灌胃外，还可适当注射 10% 葡萄糖氯化钠注射液，以增加排尿量。

（7）所收集的尿液应测其体积和 pH 值。

实验思考题

（1）你认为要测定药物的肾清除率有何意义？

（2）有哪些生理因素影响药物的肾清除率？

（3）测定肾清除率还有哪些方法？

第八章 　大鼠在体肠灌流萘普生肠吸收动力学实验

实验目的

（1）了解大鼠在体肠灌流吸收实验测定药物肠吸收动力学的方法。
（2）考察萘普生在肠道空肠段和结肠段的吸收动力学特征。
（3）分析萘普生在肠道的吸收机制。

实验原理

药物经口服给药的主要吸收部位是胃肠道。一种药物能否口服吸收，主要取决于自身的理化性质，其次是药物的膜转运和吸收机制，以及影响药物吸收的生理、物化和剂型等因素。探明药物在肠道各区段的吸收动力学特征、吸收部位及吸收机制对于合理确定临床给药方案及指导各种制剂的处方设计，尤其是缓、控释制剂的处方设计具有重要意义，是口服药物开发的重要环节。

吸收部位的研究可以通过 Caco-2 细胞模型、离体、在体、体内等多种方法进行。离体实验破坏了肠管真实的生存环境，结果与实际吸收可能产生较大误差；在体实验方法运用较多，如肠管插管、肠段结扎、肠血管灌流、肠肝血管灌流等。不同性质的药物可通过适当调整实验方案进行研究。

大鼠在体肠灌流吸收实验，根据萘普生钠供试液（含萘普生钠和酚红）中大分子络合物酚红不被小肠吸收，而萘普生可被小肠吸收，测定不同时间酚红浓度，根据浓度变化计算不同时间供试液的体积，计算不同时间萘普生的浓度，考察萘普生在大鼠肠道的吸收动力学，研究萘普生的吸收部位和吸收动力学特征，可为口服制剂的设计提供生物药剂学依据。

紫外分光光度法原理见本书第三编第一章相关内容。

实验方法

（一）实验器材

（1）器材：紫外分光光度计，分析天平，离心机，蠕动泵，乳胶管，恒温水浴锅，

10 mL、50 mL、100 mL 容量瓶，1 mL、2 mL、5 mL、10 mL 移液管，具塞试管，微孔滤膜，小滤器，5 mL 注射器，大鼠固定装置，手术剪，手术镊，眼科剪，眼科镊。

（2）试剂：萘普生钠，酚红，生理盐水。

（3）动物：健康成年 SD 大鼠，雄性，180～220 g。

（二）操作步骤

1. 试剂的制备

精密吸取萘普生标准储备液（1 000 μg/mL）5 mL 和酚红标准储备液（200 μg /mL）10 mL，用生理盐水定容至 100 mL，制得含有 50 μg /mL 萘普生和 20 μg/mL 酚红供试液。

2. 标准曲线的制备

（1）酚红的标准曲线。精密吸取 200 μg/mL 酚红溶液 0.5 mL、1.0 mL、2.0 mL、3.0 mL、4.0 mL、6.0 mL 于 10 mL 容量瓶中，用生理盐水稀释至刻度。再分别精密吸取该稀释液 0.5 mL 于 10 mL 具塞试管中，加入 1 mol/L 的 NaOH 5 mL 显色后，在 550 nm 处测定吸光度，以吸光度对浓度作线性回归，即得酚红的标准曲线方程。

（2）加入酚红的萘普生标准曲线。精密称定干燥至恒重的萘普生（注意从萘普生钠转换）0.1 g 至 100 mL 容量瓶中，用生理盐水溶解并定容，配制成 1 000 μg/mL 溶液。再分别精密吸取此溶液 0.50 mL、1.25 mL、2.50 mL、3.75 mL、5.00 mL、6.25 mL 于 50 mL 容量瓶中，并分别加入 200 μg/mL 酚红溶液 5.0 mL，用生理盐水稀释至刻度，于 330 nm 处测其吸光度，以吸光度对浓度作线性回归，得加入酚红的萘普生标准曲线方程。

3. 萘普生及酚红的定量检测法

将待测样品于 330 nm 处测其吸光度，根据加入酚红的萘普生标准曲线方程计算样品中萘普生的浓度。

将待测样品加入 1 mol/L NaOH 5 mL 显色后，在 550 nm 处测其吸光度，根据测定得到的酚红标准曲线方程计算样品中酚红的浓度。

4. 大鼠在体肠回流操作

（1）大鼠麻醉。将实验前一夜断食的大鼠 1 只（雄性，体重约 220 g）按 40 mg 戊巴比妥钠/kg 作腹腔注射麻醉，并背位固定于固定台上。

（2）小肠两端插管。沿腹部正中线切开腹部（约 3 cm），在离幽门 15 cm 处空肠段和结肠下部各插入细玻璃管一支，用线扎紧入端，另端分别套接乳胶管。

（3）洗涤肠管。将 37 ℃生理盐水以 2 mL/min 的流速将空肠部玻管缓缓注入肠管，洗去肠管内容物，充分洗涤后送入空气使洗涤液尽量流尽。

（4）肠回流。将萘普生钠供试液 50 mL 置贮液瓶中，开动蠕动泵，记录开始回流时间，药液以 2.5 mL/min 的速度由空肠进入肠管，经结肠回流入贮液瓶中。

（5）取样测定。于回流 15 min、30 min、45 min、60 min、75 min、90 min 取回流液 2.4 mL，同时补充等量的恒温供试液。回流液经微孔滤膜过滤，取两份过滤液，一份 1.5 mL，另一份 0.5 mL，分别参照萘普生及酚红的定量检测法测定萘普生的浓度及酚红的浓度。

（五）实验数据处理

（1）根据 t_n 时间点测得的循环液中酚红浓度 C_n 酚红（μg/mL），计算该时刻循环液体积 V_n（mL）。公式如下：

$$V_n = \frac{1000 - \sum_{i=1}^{n-1} 2C_{i酚红} + 40(n-1)}{C_{n酚红}}$$

（2）根据不同时间点测定的循环液中萘普生浓度 $C_{n萘普生}$（μg/mL），计算 $0 \sim t_n$ 时间内萘普生的肠段吸收量 Q_n（μg）。公式如下：

$$Q_n = 2500 - C_{n萘普生} \times V_n - \sum_{i=1}^{n-1} C_{i萘普生} \times 2 + 50 \times 2 \times (n-1)$$

（3）以 $\ln Q_n$ 对 t_n 作图，线性回归计算斜率，即为萘普生吸收速率常数 K_a。

实验注意事项

（1）注意萘普生、萘普生钠之间量的换算。

（2）方法明确操作简单易行，但不能排除肠道对水分吸收产生的影响。小肠在吸收药物的过程中，会吸收水分，导致灌流液体积减少，因此不能用直接测定药物浓度的方法来计算剩余药量。

（3）在体肠实验过程中，需对肠道因水分吸收所造成的灌流液体积及药物浓度的变化进行校正。方法通常有两种：一是通过测定吸收实验前后灌流液的重量差进行校正；另一是加入肠道不吸收的物质，如酚红、14C-PEG 等作为标示物进行校正。

（4）由于酚红在肠道生理条件下不被吸收，故可用酚红浓度的变化来校正不同时间灌流液体积。

（5）可以考虑将药物在体肠循环，同时收集不同时间点的血液浓度进行测定比较。

（6）灌流液流速对肠道吸收过程有较大影响，K_a 和 P_{app} 值随灌流速度的加快而提高，且流速过大可能会造成肠道黏膜壁的损伤，造成吸收速度与真实值相比有较大偏差。本实验可采用接近于空腹状态肠道的正常生理状态（0.2 mL/min）进行灌流。

实验思考题

（1）酚红在本实验中起何作用？本法可否用于其他药物小肠吸收的研究？

（2）推测萘普生在肠道的吸收机制。药物的理化性质对其吸收有何影响？胃肠道 pH 值对其吸收有何影响？

（3）如果需要设计日服 1 次的萘普生口服缓、控释制剂，根据萘普生在肠道中的吸收动力学特征，应作哪些方面的考虑？

附　　录

附录一　实验动物的安全防护要求

实验动物作为科学实验对象大大推动了生命科学的发展，特别是医学的发展。虽然目前开始使用一些体外模型如细胞、组织、器官以及基因材料用于科学研究和教学实验，但这些模型和材料不能完全模仿和替代人体或动物机体的复杂的生理环境，因此，仍需要使用活体动物进行实验，以进一步促进人类和动物健康相关的生命科学发展。

在进行动物实验中应该特别注意：①正确选择实验动物，对所用动物必须了解其整体情况。②保证动物应享有的福利权，在使用动物进行医学或行为学的研究、检验和教学时，要有道德上的职责。要尽量照顾动物，尽量避免给动物带来不必要的痛苦或伤害。③在使用动物进行一些传染性疾病的研究时，必须保护好实验者和周围的环境，防止感染和污染。所有实验人员必须了解动物实验的原则和要求。

一、实验动物的保护及使用原则

医学实验动物经过科学的育种、繁殖，遗传背景比较清楚，携带的微生物和寄生虫状况明确，因此，对其保护和使用也有严格的要求。一般应遵循以下原则：

（1）实验动物的饲养、使用应遵守国家的法律和规定。

（2）使用实验动物应目的明确，理由充分。不要盲目使用，造成不必要的伤害和浪费。

（3）使用动物应有种类和数量，数量应满足统计学的要求即可。

（4）完善操作规程，避免或减轻因实验中对动物造成的不适和痛苦。包括使用适当的镇静、镇痛或麻醉方法；禁止不必要的重复；禁止在非麻醉状态下进行手术。

（5）严格按程序实施实验后动物的处理，包括麻醉、实验后的护理或实施安乐死。

（6）实验动物应有良好生活条件，包括饲养环境、符合要求的饲料及细心地饲养。并保持其生活习性，确保其健康和舒适。

（7）实验研究人员和实验动物操作人员应接受实验动物基本知识和操作技能的培训。

二、动物实验中的要求

1. 实验中对动物的限制

此限制是指在实验过程中（包括检查、收集标本、给药、治疗或实验操作等），用手或工具限制动物活动的过程。使用的工具设计应合理，不仅考虑实验的便利，更要考虑减少动物的不适和伤害。尽量缩短限制时间以达到实验目的为基准。在限制实验过程中，发生动物的损伤或严重的行为改变时，应暂停或禁止限制，并给予处理或治疗。限制时要保证实验人员和周围人员的安全。

2. 实验操作

实验需要对动物进行手术时，如对动物产生较大的损害，一定要使用适当的镇静、镇痛或麻醉方法，禁止不必要的重复操作。严格实验操作规程，防止发生血液/体液外溅和针刺伤，避免生物污染。实验人员在操作时也容易被血液/体液污染或被器械、针头刺伤，存在潜在生物污染的威胁，一定注意自我保护，佩戴好护目镜、口罩、手套，穿着专门的实验工作服装。实验完成后对手术后的动物、标本以及所用器具材料等必须按规定程序妥善处置。

3. 饮食的限制

实验用动物原则上要求随时饮食，如果一些实验需要限制动物食物或水时，应根据研究的目的保证动物存活所需的最低量。食物的限量应经过科学的论证、其限量的标准应容易操作，对于水分的限量摄入，要防止动物发生脱水，并要保持动物的膳食平衡。

4. 实验废弃物和动物尸体的处理

（1）利器（包括针头、小刀、金属和玻璃等）。应直接弃置于设置有国际通用黑底黄色的生物危害标志的耐扎容器（专用利器盒）内。集中送具有资质的相关部门处理。

（2）血液和体液标本的处理。病原微生物、病原分离培养物的生化指标等检查的血液和体液，按照要求进行处理并检测。检测后的标本经121 ℃ 30 min 高压灭菌处理。

（3）动物脏器组织的处理。动物器官组织，特别是用于病原微生物分离的组织应按照标准程序处理；用于病理切片的组织，须经过甲醛固定后进行切片。剩余的组织经121 ℃ 30 min 高压灭菌处理。

（4）动物尸体的处理。实验后的动物尸体，取材后，暂时以专用塑料袋包装，于专用冰柜中冷冻，集中送具有资质的相关部门处理。

三、实验动物使用程序和要求

1. 实验动物的基本使用程序和要求

（1）实验室如需要使用实验动物，应首先向相关部门提出申请。并填写申请表。

（2）实验动物使用批准后，应根据申请的动物种属和数量，安排实验动物的饲养和使用。实验动物必须在指定的区域内饲养和使用，禁止在实验室饲养动物。实验操作结束时，应对实验动物施行安乐死术。

（3）动物实验应在实验室内指定的区域进行。

2. 有感染性动物实验要求

（1）涉及感染性材料的操作要在生物安全柜中进行，并防止泄露在安全柜底面。该类操作包括感染动物的解剖、组织的取材、采血及动物的病原接种。

（2）动物笼具在清洗前先做消毒处理。

（3）污物、一次性物品需放入医疗废物专用垃圾袋中，经高压灭菌后方可拿出实验室。

（4）动物尸体用双层医疗废物专用垃圾袋包裹后，放入标有动物尸体专用的容器内，用消毒液喷雾容器表面后，运至解剖区域剖检。

（5）工作结束时，应用消毒液擦拭门把手和地面等表面区域。

（6）废物放入高压灭菌器内时须同时粘贴高压灭菌指示条，物品移出前观察指示条是否达到灭菌要求。颜色不符时须重复高压灭菌。

3. 动物的饲养

（1）使用动物必须按国家标准或实验特殊要求检验合格，方可进入动物实验室。饲养人员应按实验设施规定程序要求进入系统。饲养人员应佩戴好护目镜、口罩、手套，穿着专门的实验工作服装等，以防止发生感染或生物污染等危险。

（2）每天应及时观察动物饮食、精神状况，有无异常表现，如患病或死亡。

（3）动物应可自由进食、饮水，应经常检查饮水装置。定期检查水、饲料是否充足并及时补给以保证动物的进食量和减少浪费，同时保证其他饲养条件完备。

（4）动物饲养区域应每天打扫，保持清洁，每周将地面消毒 3 次。对通道每周进行 2 次历时 0.5 h 紫外线照射灭菌。

（5）喂给瓜果、蔬菜等须洗净消毒。禁止喂给腐烂发霉不洁的食物，饮水要清洁。

（6）对饲喂动物所用的小推车、食物、水容器等用品每周进行 2 次消毒。

（7）室内光照，要求明暗各 12 h 自动交替（开灯 12 h，关灯 12 h）。

4. 动物的检疫

（1）各动物的检疫期不同，大动物为 2 周，小动物为 1 周。

（2）在检疫期内观察动物的精神状态、食欲、营养状况、排泄物等，如有任何异常，动物不得用于实验，应退出动物检疫室。

（3）检疫合格的动物经适当处理后由缓冲间或物流通道进入动物实验室。

附录二 动物实验伦理

> **"我们欠缺的不是科技，也不是空间；**
> **我们真正欠缺的，是对动物的关心和怜悯。"**

（1）坚持原则、坚持科学、坚持动物实验；号召善待动物；提高实验动物福利；探索替代办法。

（2）动物权益（animal right）：反对任何形式的屠杀、虐待和利用动物，包括反对猎杀、生产、试验、囚禁、观赏以及使用以动物产品为原料的化妆品、服饰等。

（3）动物福利（animal welfare）：不反对开发、利用动物资源，不反对动物生产，因为合理的开发和利用动物资源有利于提高人类的福利；但反对虐待动物，特别是在开发利用动物过程中使动物承受不必要的痛苦。一些不必要的痛苦是利用者们强加给动物的，可以通过改进生产工艺和改变人们对待动物的态度而减少、减轻。

（4）提倡福利的主要目的就是人类在更好地、合理地、人道地利用动物的同时要兼顾动物的福利，即活着要舒服、死时不能痛苦。

（5）实验动物五项基本福利：

1）免受饥饿的自由。提供适当的清洁饮水和保持健康和精力所需的食物，使动物不受饥渴之苦

2）生活舒适的自由。提供适当的栖息场所，能够舒适地休息和睡眠，使动物不受困顿不适之苦。

3）免受痛苦、伤害和疾病的自由。做好防疫，预防疾病和给患病动物及时诊治，使动物不受疼痛、伤病之苦。

4）免受恐惧和不安的自由。保证拥有良好的条件和处置（包括宰杀过程，安乐死），使动物不受恐惧和精神上的痛苦。

5）免受身体不适的自由。表达所有自然行为的自由：提供足够的空间、适当的设施以及与同类动物伙伴在一起，使动物能够自由表达正常的习性。

（6）动物实验伦理在社会伦理需要、科学需要等方面具有重要作用。从伦理学的角度看，动物应该得到人类的尊重、照顾和感谢；动物实验伦理也关系到实验结果的科学性、可靠性和稳定性。所以，实验动物生命的全过程都应当得到良好的照顾，保持实验动物稳定的心理、生理状态，使科学实验得到理想的结果。

（7）实验动物使用者需要考虑动物实验伦理的几个环节：

1）实验人员的培训（动物房规范，动物实验技能）。

2）日常饲养及护理。

3）安乐死。

4）实验目的的确定和必要性评估。

5）实验设计遵循"3Rs"原则。

（a）动物替代（Replacement）：绝对替代，采用无生命的系统代替动物实验。相对替代，离体培养的细胞、组织、器官等代替动物；用系统发育树较下游的动物代替哺乳动物和高等动物。替代活体解剖动物（*in vivo*）的主要方法：体外实验（*in vitro*）、计算机模拟、人体器官捐赠、替代实验。

（b）减少使用（Reduction）：使用恰当的试验设计和数据分析方法。较少的实验动物获取充足数据；一体多用（合作、技术培训）；尽量使用高质量动物（动物实验戒律：只能以质量代替数量，绝不可以数量代替质量，并应用统计学）。

（c）减痛优化（Refinement）：在符合科学原则的基础上，通过改进条件，善待动物提高动物福利；完善实验程序和改进实验技术，避免或减轻给动物造成的与实验目的无关的疼痛和紧张不安的科学方法。

附录三 标准体重动物的剂量换算

表1 标准体重动物的剂量换算（由动物 a 到动物 b 的 mg/kg，表中数值为换算系数 R_{ab}）

动物品种	小鼠 b	仓鼠 b	大鼠 b	豚鼠 b	家兔 b	家猫 b	猕猴 b	比格犬 b	狒狒猪 b	微型猪 b	成人 b
标准体重/kg	0.02	0.08	0.15	0.4	1.8	2.5	3.0	10.0	12.0	20.0	60.0
表面积/m²	0.006 6	0.016 0	0.025 0	0.050 0	0.150 0	0.200 0	0.250 0	0.500 0	0.600 0	0.740 0	1.620 0
体重系数	0.089 8	0.086 2	0.088 6	0.092 1	0.101 4	0.108 6	0.120 2	0.107 7	0.114 5	0.100 4	0.105 7
系数 S	3.0	5.0	6.0	8.0	12.0	12.5	12.0	20.0	20.0	27.0	37.0
小鼠 a	1.000	0.600	0.500	0.375	0.250	0.240	0.250	0.150	0.111	0.081	
仓鼠 a	1.670	1.000	0.833	0.625	0.417	0.250	0.250	0.185	0.135		
大鼠 a	2.000	1.200	1.000	0.750	0.500	0.480	0.500	0.300	0.222	0.162	
豚鼠 a	2.670	1.600	1.330	1.000	0.667	0.640	0.667	0.400	0.400	0.296	0.216
家兔 a	4.000	2.400	2.000	1.500	1.000	0.960	1.000	0.600	0.600	0.444	0.324
家猫 a	4.170	2.500	2.080	1.560	1.040	0.625	0.625	0.463	0.338		
猕猴 a	4.000	2.400	2.000	1.500	1.000	0.960	1.000	0.600	0.600	0.444	0.324
比格犬 a	6.670	4.000	3.330	2.500	1.670	1.600	1.670	1.000	1.000	0.741	0.541
狒狒 a	6.670	4.000	3.330	2.500	1.670	1.600	1.670	1.000	1.000	0.741	0.541
微型猪 a	9.000	5.400	4.500	3.380	2.250	2.160	2.250	1.350	1.350	1.000	0.730
成人 a	12.33	7.40	6.17	4.63	3.08	2.96	3.08	1.85	1.85	1.37	1.00

注：由动物 a 换到动物 b，查看动物 b 列的数值。如：由小鼠换算到大鼠，先在最左侧"动物品种"项下找到"小鼠 a"，再横排查找到"大鼠 b"，数值为"0.500"，即大鼠的单位剂量是小鼠的0.500。

例1 已知150 g（标准体重）大鼠剂量为5 mg/kg，求成人（标准体重）的用药剂量。查表1，大鼠 a 行，成人 b 列的 $R_{ab} = 0.162$，故成人的剂量 $= D_b \times R_{ab} = 5 \times 0.162 = 0.81$ mg/kg。

例2 已知20 g（标准体重）小鼠剂量为4 mg/kg，求8 kg（标准体重）犬的用药剂量。查表1，小鼠 a 行，犬 b 列的 $R_{ab} = 0.150$，故犬的剂量 $= D_b \times R_{ab} = 4 \times 0.150 = 0.600$ mg/kg。

　　上述换算关系的前提是：我们理想地认为，对任何药物，各种动物和人的敏感程度是完全一样的。但有时事实并非如此。例如：鼠和兔对催吐药不敏感，而犬猫则较为敏感；吗啡对一般动物有抑制作用，但却对猫引起兴奋；小鼠对抗凝血药特别敏感，中毒剂量远远小于其他动物；家兔对抗胆碱类药物（阿托品、莨菪碱等）有明显耐受性；等等。因此，在确定动物实验中药物的用量时，要综合考虑。

表 2　非标准体重动物的校正系数（S_a，S_b）

$B = W/W_{标}$	$S_E = B^{15}$	$S_b = 1/B^{18}$
0.3	0.669	1.494
0.4	0.737	1.357
0.5	0.794	1.260
0.6	0.843	1.186
0.7	0.888	1.126
0.8	0.928	1.077
0.9	0.965	1.036
1.0	1.000	1.000
1.1	1.032	0.969
1.2	1.063	0.941
1.3	1.091	0.916
1.4	1.119	0.894
1.5	1.145	0.874
1.6	1.170	0.855
1.7	1.193	0.838
1.8	1.216	0.822
1.9	1.239	0.807
2.0	1.260	0.794
2.2	1.301	0.769
2.4	1.339	0.747
2.6	1.375	0.727
2.8	1.409	0.693
3.2	1.474	0.679

　　例 3　已知 8 kg（标准体重）比格犬剂量为 0.68 mg/kg，求 22 g 小鼠、38 g 老龄鼠的用药剂量。

　　（1）查表 1，比格犬 a 行，小鼠 b 列的 $R_{ab} = 6.67$，故 20 g 小鼠的剂量 = $D_b \times R_{ab}$ = $0.68 \times 6.67 = 4.536$ mg/kg。

（2）现22 g小鼠与标准体重相差不到20%，按体重剂量为4.536 mg/kg，基本可行。根据标准体重 $W_{标}$ = 20 g，实际体重 W_b = 22 g，B = 22/20 = 1.1，查表2，S_b = 0.969，故剂量 = $D_b \times R_{ab} \times S_b$ = 0.68 × 6.67 × 0.969 = 4.395 mg/kg，与前剂量相差不到3%。

（3）38 g老龄鼠：根据 B = 38/20 = 1.9，查表2，S_b = 0.807，故剂量 = $D_b \times R_{ab} \times S_b$ = 0.68 × 6.67 × 0.807 = 3.660 mg/kg，该剂量也可用于31 ～ 46 g的老龄鼠。

附录四 药代动力学实验数据管理要求

（1）应使用专用的记录本或记录纸及时、规范地记录实验过程及数据，确保实验记录的完整、准确、清晰。操作人应签名，并注明日期。记录需要修改时，应保持原记录清晰可辨，注明修改理由，修改者签名，并注明日期。

（2）数据以电子文件形式产生、记录、处理、存储和修改时，应采用经过验证的计算机系统；记录所有操作以及操作的实验人员、时间；确保数据的真实、可靠及可溯源性。

（3）学生应及时撰写实验报告，交实验操作负责人审查。

（4）实验报告的主要内容：

1）实验名称、编号。

2）实验目的。

3）实验室信息。

4）参加实验有关人员的姓名。

5）实验的起止日期、时间。

6）仪器设备的名称、型号、生产厂家等。

7）实验材料、试剂、标准物质的名称、来源、批号、纯度（含量、浓度）等特性。

8）实验动物来源、身份证明。

9）分析的方法。

10）分析方法验证的结果（或部分验证）。

11）生物样本分析的数据（应包含随行标准曲线及质控样品的数据）。

12）统计学处理的方法和结果。

13）造成分析工作偏离实验方案或标准操作规程的情况及其对结果的影响。

14）结果和结论。

15）参考资料。

16）实验资料和生物样本的保存地点。

（5）实验结束后，实验操作负责人应及时将实验资料（包括实验方案、原始资料、实验记录、实验报告等）归档保存。

（6）档案室负责人应详细核对归档的实验资料，确保归档资料完整、规范；严格执行实验资料查阅、借阅和归还制度。

（7）实验资料保存期限应符合学校要求。

（8）计算机系统指用于直接或间接参与数据接收、采集、处理、报告和存储的信息系统，或是整合在自动化设备中的系统，包括一个或多个硬件单元和相关软件。为确保数据的可靠性、完整性和安全性，计算机系统应满足以下基本要求：

1）系统的设备及其附件应放置在适当的场所，确保数据安全可靠。

2）系统应由专业技术人员负责开发、验证、操作和维护，并保留相关记录。

3）系统必须通过验证后才能用于数据的采集、录入、处理和报告等；更换硬件、软件，或者升级系统、安装补丁后，应重新进行系统验证；应使用通过验证的软件及软件版本。

4）系统应规定其源数据的输出类型。

5）应定期备份并妥善保存系统的源数据文件。

6）应对系统进行常规预防性维护，有系统故障应急系统和灾难后恢复的措施。

7）当其他计算机系统与已配制、验证的计算机系统进行连接时，应评估新系统对原系统功能的影响。

附录五 药代动力学实验记录册书写要求

（1）实验过程必须客观、真实、清晰、及时、准确地记录于实验记录册，通过实验记录册的书写，养成良好的科研习惯。

（2）实验记录包括实际使用的试剂及仪器、具体操作步骤、实验过程中出现的现象。这一部分必须在实验过程中实时记录，禁止在实验时记录在其他地方随后再抄到实验记录册上的现象。这一部分是教师在实验结束时检查的重点，必须经教师检查签名后才能离开。

（3）实验记录语言应尽量科学客观，不能口语化。

（4）实验结果：包括实验结果图或对实验结果进行的计算、分析和原理解释。涉及实验结果计算的必须详细列明计算过程，所有的实验结果图必须注明使用的软件及拟合时的参数设置。不改变图片原始结果格式；打印图片大小不超过5 cm×5 cm；原始电子版图片结果发送给教师存档。

（5）实验讨论：主要围绕实验过程中出现的问题进行思考，通过查阅资料后对实验原理、应用及操作步骤等各方面的发散性思考等等。教师评分时主要根据是否有对实验中实际发生的情况进行探讨、是否有对实验的完成进行自主性思考以及讨论中得出结论的分析过程逻辑是否严密、论据是否合理进行评判。

（6）实验思考题：根据教师布置的思考题进行回答。

附录六 受试动物血样采集记录表样稿

项目名称：

具体信息：

剂量：_____ mg/kg

_____年____月____日

动物编号	性别	体重 kg	给药途径 iv po	给药剂量 mg	给药体积 mL	药时间		采血时间											备注
								0	5 min	10 min	15 min	30 min	45 min	1 h	1.5 h	2 h	3 h	5 h	
1	雌雄		iv po				理论												
							实际												
2	雌雄		iv po				理论												
							实际												
3	雌雄		iv po				理论												
							实际												
4	雌雄		iv po				理论												
							实际												
5	雌雄		iv po				理论												
							实际												
6	雌雄		iv po				理论												
							实际												

人员签名：

参 考 文 献

[1] 余祥彬. 药剂学与药物动力学实验指导[M]. 厦门：厦门大学出版社，2014.

[2] 魏树礼，张强. 生物药剂学与药物动力学[M]. 2 版. 北京：北京大学医学出版社，2004.

[3] 蒋新国. 生物药剂学与药物动力学[M]. 北京：高等教育出版社，2009.

[4] 刘建平. 生物药剂学与药物动力学[M]. 4 版. 北京：人民卫生出版社，2013.

[5] 方晓玲. 药剂学实验指导[M]. 上海：复旦大学出版社，2012.

[6] 国家食品药品监督管理总局. 药物非临床药代动力学研究技术指导原则[R/OL]. (2014 - 05 - 13)[2016 - 09 - 01]. www. sda. gov. cn/WSO1/CL1616/101019. html.

[7] 国家食品药品监督管理总局. 药物临床试验生物样本分析实验室管理指南（试行）[R/OL]. (2011 - 12 - 02)[2016 - 09 - 02]. www. sda. gov. cn/WSO1/CL0844/67395. html.

[8] 国家食品药品监督管理总局. 药物非临床研究质量管理规范认证管理办法[R/OL]. (2007 - 04 - 16)[2016 - 09 - 05]. www. sda. gov. cn/WSO1/CL0058/9357. html.

[9] 国家食品药品监督管理总局. 化学药物临床试验报告的结构与内容技术指导原则[R/OL]. (2005 - 03 - 18)[2016 - 09 - 06]. www. sda. gov. cn/WSO1/CL1616/83422. html.

[10] 国家食品药品监督管理总局. 药品研究实验记录暂行规定[R/OL]. (2000 - 01 - 03)[2016 - 09 - 10]. www. sda. gov. cn/WSO1/CL0058/9302. html.

[11] 赵龙山，李清，何博赛，等. 头孢呋辛临床药动学的研究进展[J]. 中国抗生素杂志，2012，37 (10)：721 - 727.

[12] 华中师范大学，东北师范大学，陕西师范大学，北京师范大学，西南大学，华南师范大学. 分析化学[M]. 4 版. 北京：高等教育出版社，2011.

[13] 高硕，杨错，王红. 头孢呋辛钠药动学的研究进展[J]. 中国药房，2012，23 (1)：85 - 86.

[14] 王萍，胡晓，李文. RP-HPLC 用于人血浆中头孢呋辛浓度的测定及其药代动力学的研究[J]. 江西医学院学报，2009，49 (7)：25 - 27，44.

[15] Du Souich P, Lalka D, Slaughter R, et al. Mechanisms of nonlinear disposition kinetics of sulfamethazine[J]. Clinical Pharmacology & Therapeutics, 1979, 25 (2)：172 - 183.

[16] Nouws JF, Mevius D, Vree TB, et al. Pharmacokinetics, metabolism, and renal clearance of sulfadiazine, sulfamerazine, and sulfamethazine and of their N4-acetyl and hydroxy metabolites in calves and cows[J]. American Journal of Veterinary Research, 1988, 49 (7)：1059 - 1065.

[17] Zhao JY, Lu Y, Du SY, et al. Comparative pharmacokinetic studies of borneol in mouse plasma and brain by different administrations[J]. Journal of Zhejiang University-science B, 2012, 13 (12): 990 – 996.

[18] Vertzoni MV, Archontaki HA, Galanopoulou P. Development and optimization of a reversed-phase highperformance liquid chromatographic method for the determination of acetaminophen and its major metabolites in rabbit plasma and urine after a toxic dose[J]. Journal of Pharmaceutical and Biomedical Analysis, 2003, 32 (3): 487 – 493.

[19] Wu JW, Dingaa, Ge QH, et al. Simultaneous determination of ipratropium and salbutamol in rat plasma by LC-MS/MS and its application to a pharmacokinetic study[J]. Journal of Chromatography B, Analytical Technologies in the Biomedi-eal and Life Sciences, 2011, 879 (30): 3475 – 3483.

[20] Guoza, Chen YS, Ding XL, et al. Simultaneous determination of ambroxol and salbutamol in human plasma by ultra-performance liquid chromatography-tandem mass spectrometry and its application to a pharmacokinetic study[J]. Biomedical Chromatography. 2016, 30 (11): 1789 – 1795.

[21] Domínguez-Romero JC, García-Reyes JF, Martínez-Romero R, et al. Detection of main urinary metabolites of β2-agonists clenbuterol, salbutamol and terbutaline by liquid chromatography high resolution mass spectrometry[J]. Journal of Chromatography B, Analytical Technologies in the Biomedical and Life Sciences, 2013, 923 – 924: 128 – 135.

[22] 周明祎, 陈秋晨, 付婴子, 等. 氨茶碱在大鼠体内的药代动力学研究[J]. 化学与生物工程, 2011, 28 (10): 72 – 74.

[23] 张侃, 张可, 陈秋晨, 等. 水合氯醛和苯巴比妥钠对大鼠体内氨茶碱药代动力学的影响[J]. 新乡医学院学报, 2012, 29 (12): 904 – 906.

[24] Zhang L, Wei MJ, Zhao CY, et al. Determination of the inhibitory potential of 6 fluoroquinolones on CYP1A2 and CYP2C9 in human liver microsomes[J]. Acta Pharmacologica Sinica, 2008, 29 (12): 1507 – 1514.

[25] 黄继汉, 黄晓晖, 陈志扬, 等. 药理试验中动物间和动物与人体间的等效剂量换算[J]. 中国临床药理学与治疗学, 2004, 9 (9): 1069 – 1072.

[26] 周婧婧, 周庆颂, 孙茗飞, 等. 不同分子量美沙拉嗪 PEG 修饰物的大鼠在体肠吸收研究[J]. 中国药理学通报, 2016, 31 (10): 1446 – 1451.